INTRA

Pour Hélène,
Amicalement offert
par Olivier.

En vous souhaitant une excellente
lecture.

Virginie M.

MUROS

Virginie MARIE

Remerciements…

A mes deux filles, Ambre et Tiana dont la tendresse sans filtre m'a permis de mettre en mots l'amour réciproque et inconditionnel entre un parent et son enfant.

A Luis, qui croit en moi, bien plus que moi-même et encourage chacun de mes projets.

A mes parents et à ma sœur, sans qui je ne serais pas « moi » et qui reconnaîtront dans ce roman de nombreux éléments empruntés au vécu.

A mes neveux et nièces que j'embrasse tendrement.

A mes deux meilleures amies qui se reconnaîtront sans que je les nomme et sans qui ma vie serait tellement moins fun.

A tous ceux et celles qui, par-delà les étoiles veillent sur nous et dont le seul souvenir me fait sourire en m'endormant.

Enfin à vous qui lisez ces quelques lignes : puisse la lecture d'Intra Muros vous procurer la même émotion que celle que j'ai ressenti à l'écrire.

Je souhaite à chacun d'entre vous un excellent voyage...

1.

Mes mains sont moites, mon cœur bat si fort qu'il pourrait transpercer ma poitrine.

Je ne parviens pas à gérer mes émotions…

Les personnes qui m'entourent semblent bien plus détendues …

Nous attendons pourtant la même chose… Mais eux, les autres, ils discutent, ils rient même. Moi je suis seule. Droite comme un I je regarde l'écran de mon smartphone toutes les quinze secondes pour occuper mes yeux et mon esprit et surtout pour éviter de croiser un regard qui risquerait de percevoir dans le mien tout le malaise qui m'habite.

Mes longues jambes ne parviennent pas à tenir en place : quand je les croise je perds l'équilibre tant elles tremblent et quand je me campe dessus pour gagner de l'aplomb, j'ai l'impression de ressembler à un échassier.

J'étais la première à arriver devant le lycée. On nous a dit que les résultats seraient affichés à partir de 16h00, j'étais sur place à 14h45 : on ne sait jamais…

Et si le verdict tombait avant ? Et si je n'avais pas le temps de courir jusqu'aux toilettes pour pleurer en cachette après avoir constaté que mon nom n'apparaissait pas sur cette maudite liste ? Et si une météorite percutait la Terre, là, tout de suite, maintenant ? Et si une troisième guerre mondiale éclatait faisant des résultats du baccalauréat le cadet de nos soucis ? Et si.... Et si...

Rien de tout cela n'est arrivé bien sûr...

Les températures sont basses pour la saison et le ciel est chargé de nuages blancs. Je m'efforce de penser à autre chose qu'à la raison de ma présence ici. Alors je regarde tout autour de moi en évitant soigneusement tout ce qui revêt une forme humaine.

La façade principale de l'édifice s'élève devant moi. Sa construction n'est vieille que de trois ans. J'ai fait mon entrée en seconde dans ce lycée alors flambant neuf. Aujourd'hui pourtant, son crépi est déjà vieillissant. Sa teinte initiale d'un blanc immaculé s'est muée en un gris poussiéreux. Le bâtiment principal se dresse sur trois étages aux fenêtres identiques. Parmi les stores de tissu beige tâchés par la pluie, plusieurs n'ont pas survécu aux manipulations peu délicates de certains élèves.

Mon regard balaie les rangées de verre dans lesquelles se reflète le ciel nuageux et s'arrête sur une fenêtre située au deuxième étage. La salle 213. Celle où nous avons assisté cette année aux cours d'anglais. Notre professeur, Miss Cook, interdit strictement que le moindre mot en français soit prononcé dans l'enceinte de sa classe. C'est un excellent moyen pour elle de s'assurer de la ponctualité de ses élèves, car le retardataire doit se justifier oralement et présenter ses plus plates excuses au professeur ainsi qu'à l'ensemble de la classe pour avoir interrompu le cours et tout cela dans la langue de Shakespeare. Au fil des ans, la méthode Cook a fait ses preuves et la plupart de ses confrères jalousent son efficacité.

Un peu plus haut sur la gauche, la salle 302 que nous avons rebaptisée « le dortoir ». Il s'agit de la classe de philosophie. Dans cette discipline, le nombre de cours que notre jeune professeur a daigné assurer se compte sur les doigts d'une main, et c'est à chaque fois les yeux bouffis par la fatigue et l'haleine chargée de bourbon qu'il nous a déversé ses discours soporifiques. Pas un seul de ces quelques cours de philo ne s'est achevé sans que s'endorment au moins trois élèves, d'où le surnom donné à la salle 302.

Et puis, au rez-de-chaussée, tout près de la porte d'entrée, légèrement sur la droite, il y a la salle 23, la salle de classe la plus improbable de tout le lycée : le laboratoire de physique chimie. Cet endroit-là semble avoir été bâti il y a un siècle et greffé à la bâtisse moderne. Idem pour le professeur. Monsieur Gaspard donne l'impression de vivre ici en permanence. D'une maigreur à faire peur, il est toujours habillé de la même manière : pantalon à pinces gris anthracite, mocassins à pompons démodés dont la semelle en gomme lui permet de passer entre les rangs en toute discrétion, blouse blanche en coton toujours impeccablement repassée et laissant apparaître le col d'une chemise bleu ciel ouvert sur un cou flasque et décharné. Ses cheveux grisonnants et hirsutes lui confèrent un air de parfait savant fou. Le type même dont on ne peut concevoir qu'il ait été jeune un jour. Celui qui semble n'avoir aucune autre existence que celle que l'on voit, ici, dans le laboratoire de chimie. Là où le matériel est à l'image du professeur qui l'utilise : vieux et fatigué.

Un jour, lors d'une expérience, Charlotte et moi étions en binôme, à la vie comme à la scène. Monsieur Gaspard nous demandait d'opérer divers mélanges avant d'en noter les réactions chimiques. La règle de base était de ne verser à chaque fois qu'une goutte d'un tube à essai à l'autre. Les mélanges donnaient des dégradés de couleurs. Lors du dernier exercice, Charlotte, dont le seuil de patience est très limité, a voulu connaître le résultat sans prendre le temps d'écouter les mises en garde de Monsieur Gaspard. Une seule goutte aurait eu pour effet l'apparition d'un petit nuage de fumée blanche opaque. Mais la main lourde de mon binôme a généré un gigantesque cumulus qui a déclenché l'alarme à incendie du lycée contraignant à son évacuation et à l'intervention des pompiers. Cet excès de zèle nous a valu, à mon amie et à moi, un sacré fou-rire et trois heures de colle. Je souris en me remémorant ce moment quand une douce brise me caresse la nuque et me ramène à l'ici et maintenant, seule, plantée face à cette usine à souvenirs.

15h45 : mes congénères s'amoncellent devant les grilles à la peinture écaillée et l'on peut maintenant sentir l'angoisse poindre dans l'assemblée. Ici des rires nerveux, là des cigarettes qui s'allument et puis ... Une main qui se pose sur mon épaule, me sortant de ma rêverie dans un sursaut : Charlotte, ma meilleure amie, vient d'arriver. Elle semble complètement sereine, elle l'est pratiquement toujours.

– Quelle heure les résultats déjà ? me demande-t-elle.

– Charlotte t'es pas sérieuse là ? lui dis-je agacée et envieuse de son détachement manifeste, je n'ai pas fermé l'œil de ces soixante- douze dernières heures et toi tu te pointes, la bouche en cœur sans connaître l'heure à laquelle nos vies vont changer pour toujours ... Ou pas ?

Charlotte allume une cigarette, tire une longue bouffée dessus, recrache la fumée dans ma direction – elle sait que j'ai horreur de ça – et me dit en souriant :

– ça va Miss *panique à bord* ! Je te fais marcher ! Je sais bien que les résultats sont à 18h !

J'ouvrais la bouche pour protester quand j'ai compris que Charlotte se moquait (encore) de moi.

Mais moi qui la connais mieux que personne, je sais que Charlotte est faussement zen... Sa capacité à tromper l'ennemi la rend insoupçonnable aux yeux de tous ... Tous sauf moi ... Moi, je ne suis pas dupe. Elle a toujours su donner le change. Elle sait sourire quand tout va mal autant que simuler des larmes pour donner de la crédibilité à son discours. Mais ses parents lui ont mis une pression monstrueuse pour le bac, la menaçant presque de lui couper les vivres si elle ne le décrochait pas cette année.

Charlotte imite son père comme personne, on croirait l'avoir en face quand elle coince sa cigarette à la commissure de ses lèvres, laisse légèrement tomber ses paupières, plante ses deux pouces derrière la ceinture de son pantalon et lance d'une voix éraillée : « J'te préviens ma vieille ! Ta mère et moi on va pas t'nourrir pendant cent sept ans à rien fout'. Alors si t'es faite pour les études bon bah t'auras ton bac et on t'filera un coup d'main. Mais si t'es r'calée ma vieille, bah tu fais comme ton frère, tu vas t'trouver un taf et tu fais ta vie. Y'a des boulots très bien sans l'bac. Regarde ta mère, elle s'en est bien sortie ta mère. Hein la mère ? ». Généralement, à ce moment-là de l'imitation, on rit tellement que Charlotte ne peut pas pousser d'avantage la caricature. C'est si proche de la réalité.

Le père de Charlotte est mécanicien dans un garage automobile et sa mère est employée au rayon poissonnerie d'un supermarché. Autant dire que Charlotte vise légèrement au-delà en ce qui concerne son avenir professionnel. Au vu de ses résultats scolaires cette année, tout devrait bien se passer pour elle. Elle s'est toujours positionnée parmi les dix premiers de la classe.

Un mouvement derrière la porte battante vitrée du lycée...

Cette même porte que l'on a poussée tant de fois, dans un sens, puis dans l'autre. Tantôt motivés à venir assister aux cours, tantôt soulagés de quitter ces lieux détestables.

Plus de mouvements... Fausse alerte.

L'attente est insoutenable. Les minutes passent au ralenti, il me semble être là depuis des siècles.

Charlotte m'abandonne un instant pour aller saluer quelques camarades. Pendant ce temps, pour m'occuper l'esprit, je dresse un tableau imaginaire des différentes Laura que je pourrai incarner d'ici quelques minutes : le plus satisfaisant serait bien entendu celle qui décroche son bac, dit adieu à ce grand bâtiment qui a tout connu de son adolescence : son premier baiser, ses peines de cœur, ses coups de gueule, ses rêves, ses larmes ...Bref, un condensé de Laura ; mais l'idée d'être catapultée dans la vraie vie terrorise cette Laura-là.

Second cas de figure : cette même Laura se fait recaler en beauté et est condamnée à passer une année de plus en ces lieux. Une année de plus à devoir supporter l'haleine fétide du prof de bio, une année de plus à composer avec la puérilité de camarades de classe qui seront alors d'un an ses cadets, une longue année à devoir accepter de ne plus être Laura mais « la redoublante ». Et à 18 ans tout juste, un an, c'est une vie. Troisième et dernière option et peut-être bien celle que je crains le plus : être admise au rattrapage... L'entre deux... Pas assez de talent pour décrocher mon bac du premier coup, mais pas mauvaise au point de le louper franchement... Le pire des scénarios... à l'image de mes deux derniers bulletins trimestriels : « *Laura doit faire ses preuves à l'examen* ». Pfff, tu parles d'un encouragement ! Pas le rattrapage, pitié pas ça ...

– Ouuh ouuh ! me réveille Charlotte.

Je réalise alors que mes mains se sont inconsciemment jointes en position de prière.

– Quoi ? Qu'est-ce qu'il y a ?

– Les résultats ... C'est bien pour ça qu'on est venues non ?

– Oh mon Dieu ! Les résultats ! *Un pas en avant,* allons-y ! *Un pas en arrière,* non ! je ne peux pas, vas-y toi, tu me diras !

– OK

– Non, attends ... Allons-y ensemble : à la vie à la mort !

– OK

Charlotte n'est pas contrariante. Elle est surtout prête à tout pour ne pas me stresser davantage. Elle semble toujours aussi paisible. Mais le tremblement de sa main droite que je serre nerveusement entre les miennes me laisse penser que les apparences sont trompeuses.

Nous y sommes ... L'instant T ...Agglutinées comme des sardines au troisième rang... L'étau se resserre...

Le noyau d'étudiants qui s'est formé devant les listes de résultats s'estompe peu à peu à mesure que chacun prend connaissance de son sort. Dans un soupir de soulagement ou dans des larmes pudiques, chaque élève laisse sa place au suivant en dégainant son smartphone, quelle que soit la nouvelle à annoncer à ses proches.

Mon cœur bat à tout rompre. Je crois qu'il va me lâcher avant même que je découvre ma sentence. Ma vue se trouble, mes mains ont perdu celle de Charlotte et ont maintenant tout le loisir de trembler. Une larme roule sur ma joue en feu. Je maudis intérieurement cette émotivité incontrôlable.

Charlotte qui a maintenant plus d'un mètre d'avance sur moi se retourne, me fait un clin d'œil, et d'un signe de la tête me montre l'espace qui vient de se libérer entre elle et le Saint Graal. Elle incarne soudain à mes yeux Moïse face à l'ouverture miraculeuse des eaux de la Mer Rouge : elle se lance aisément pendant que moi, immobile, tétanisée, je peine à tenir sur mes jambes fébriles.

Charlotte fait défiler sous son index, de haut en bas la longue liste de noms. Pour moi, il ne s'agit que d'un amas confus de lettres capitales qui dansent la salsa devant mes yeux humides. L'attente m'est insupportable.

Mes oreilles bourdonnent, mon bas-ventre me torture et puis, comme au ralenti, Charlotte se tourne enfin vers moi, les yeux remplis de larmes et comme si rien ni personne n'existait autour de nous deux, tend ses deux majeurs vers le ciel en hurlant : «

– On l'a ma puce !!! Fuck le bahut !!! .

Du grand Charlotte ! On n'aurait pas pu me faire cette annonce de plus belle manière. Ma meilleure amie et moi tombons dans les bras l'une de l'autre.

La journée prend un nouveau tour :

On est jeunes.

On est jolies.

On est heureuses.

On a le bac.

2.

Je n'ai plus mal à la tête.

En revanche, j'ai des tas de courbatures dans les jambes et dans les bras, une effroyable douleur dans le bas-ventre et la tête qui tourne. Je me sens épuisée. Mieux vaut que je dorme encore un peu … Je sombre…

Somnolente… mon esprit vagabonde…

Je sens chacune des parties de mon corps, très précisément, comme de l'intérieur, et cela me procure une sensation nouvelle et plutôt agréable… Je glisse un peu plus profondément et je suis dans mon rêve… J'en ai pourtant pleinement conscience… C'est très étrange…

Je vois mon corps évoluer devant mes yeux comme si lui et moi étions deux entités distinctes mais ressens malgré tout ce que vit ce dernier.

Je sens le sol sous mes pieds nus…

J'apprécie la douce caresse des pétales que mes mains effleurent en marchant…

Je me vois vêtue d'une longue robe de lin blanc, avançant dans un champ de fleurs aux couleurs vives. Une brise tiède et légère joue dans ma chevelure...

Mes pieds foulent une étendue de coton...

Je me sens au plus proche de la nature qui m'entoure. En fait je suis la nature : je suis cette abeille qui butine par ici, je suis le papillon qui s'envole par-là, je suis le coquelicot qui danse avec l'air, je suis la terre, le soleil et le vent. Et tout en étant tout cela à la fois, je suis aussi Laura, qui déambule dans ce champ, en parfaite osmose et en toute sérénité.

Ma démarche est lente et majestueuse. Au-delà de l'étendue sublime que je traverse progressivement j'aperçois un immense lac dont les eaux limpides et scintillantes m'attirent irrésistiblement.

Je me rends à ses bords et m'y installe, en tailleur afin de profiter pleinement du spectacle que m'offre cette nature bienveillante.

Je reste là, à admirer l'onde apaisante et hypnotique de la surface de l'eau. Le reflet du ciel m'y apparaît très distinctement. Et alors même que je concentre mon attention sur les formes que j'attribue aux différents nuages comme je le faisais souvent avec Lucie, je constate qu'ils se font de plus en plus nombreux et semblent s'agiter. Le ciel était pourtant si dégagé quelques instants auparavant. L'horizon s'assombrit, le vent se lève, et maintenant le tonnerre gronde.

Les eaux du lac se brouillent, se mettent progressivement en mouvement pour finir en l'espace de quelques secondes par se déchaîner. De gigantesques éclairs zèbrent le ciel devenu noir. La nature est en colère. Le vent fouette mon visage et met ma robe en lambeaux.

Je devrais être terrorisée mais je ne le suis pas. Je devrais probablement faire tout ce qui est en mon pouvoir pour revenir sur mes pas, me sauver en courant et tenter de me mettre à l'abri mais quelque-chose me retient ici. Une chose qui est aussi puissante qu'inexplicable...

Immobile, je fais face à cette tempête brutale et scrute le ciel avec aplomb. Un visage inconnu s'y dessine progressivement. Comme s'il se frayait un passage au milieu des nuages. Je l'observe en silence. Je suis incapable de percevoir s'il s'agît d'un visage masculin ou féminin mais ce faciès incarne la colère. Les sourcils sont froncés, la bouche est une tornade béante, les yeux obscurs me fixent sans relâche durant ce qui me semble être une éternité.

Puis les grondements se muent en une voix puissante et asexuée qui me met en garde :

– Tu n’as rien à faire ici ! Retourne vers les tiens ! Va-t’en ! Va-t’en ! Va-t’en !

Enfin, le visage se distord jusqu’à s’engouffrer tout entier dans la tornade qui lui servait de bouche et l’emmène au-delà des nuages dans un grondement infernal. Le vacarme a été si fort et le silence qui l’a suivi si soudain que mes oreilles sifflent comme à la sortie d’un concert.

Je crois me réveiller…

En fait non …

Mon esprit s’est détaché de ce rêve troublant, je ne vois plus ni nuages, ni éclairs, ni fleurs, ni même moi…

Je ne vois plus rien …

J’ai visiblement échappé à cet affreux cauchemar, mais pas complètement au sommeil.

Curieux d’en avoir conscience…

L’épuisement m’emporte à nouveau…

La notion de temps m’abandonne…

Le sifflement s’est mué en un très léger ronflement dont j’ignore la provenance et qui approfondit ma somnolence…

Je sombre…

Mais ne rêve plus…

3.

– Laura ! Téléphone !

La voix stridente de Maman m'arrache à mon sommeil de plomb. Mes paupières collent et il me faut près d'une minute pour faire complètement surface et surtout être bien certaine qu'il ne s'agissait pas d'un rêve.

Pour la première fois de ma vie, je me réveille avec le statut de diplômée. J'ai obtenu mon baccalauréat ! Je suis si fière ! Un frisson d'excitation parcourt mon corps depuis le sommet de mon crâne jusqu'à la plante de mes pieds nus. J'ai envie de hurler mon bonheur, d'aller dans la rue et de dire à qui voudra l'entendre : « Bonjour, je m'appelle Laura et hier j'ai eu mon bac ! ».

Maman fait irruption dans ma chambre en brandissant le combiné du téléphone :

– Tes grands-parents ma chérie, ils veulent féliciter leur petite championne.

Par fausse modestie, je lève les yeux au ciel, mais aujourd'hui rien ne saura faire disparaître mon sourire, pas même le fait que ma mère me parle comme si j'avais cinq ans. Pas d'inquiétude cependant, demain ça m'exaspèrera de nouveau.

Aujourd'hui, j'accorde à tous un peu de répit.

Mes parents ont été les premiers à qui j'ai téléphoné hier pour leur communiquer mes résultats. Je pleurais tellement de soulagement et de joie que dans un premier temps, ils ont cru que je ne l'avais pas. Ils ont commencé à me consoler chaleureusement en chœur. Ils avaient dû si bien se préparer à cette triste éventualité que leur discours bien rôdé a tardé quelques secondes à me laisser placer la bonne nouvelle : « Mais non ! Papa, Maman, je l'ai ! ».

S'en est suivi un court silence et juste après, les larmes de joie de mes parents. Quelle fierté dans leurs voix. Je crois bien que je ne les avais jamais vus aussi heureux. De plus, étant d'un naturel défaitiste, je les avais largement préparés à mon échec. J'avais vraiment la sensation d'avoir été médiocre dans la plupart des matières. Alors à l'annonce des résultats, la surprise n'en a été que plus grande et plus savoureuse.

– Allooooo ? dis-je en prenant le téléphone tout en chassant ma mère d'un geste de la main.

Les voix si familières et sincèrement émues de mes grands-parents me font instantanément monter les larmes aux yeux. A cet instant, je réalise combien ma vie impacte la leur et une énième vague d'émotion me submerge.

Mes grands-parents vivent en Normandie. Un village proche de Caen. Ils occupent un pavillon dans lequel j'ai passé une grande partie de mon enfance. Mes parents avaient fait le choix de nous scolariser, ma sœur et moi dans ce village. Notre enfance n'a connu ni nourrice, ni cantine. Nous déjeunions chaque midi de bons plats concoctés par Papy et Mamie et passions auprès d'eux la majeure partie de nos vacances.

A l'époque, Papa occupait un poste de conseiller au sein d'une banque et Maman était assistante de direction pour une marque française de véhicules automobiles. Un jour, mon père a été promu à la direction d'une agence en région parisienne. Une opportunité à saisir, j'avais 8 ans, ma petite sœur Lucie 4.

Je crois que notre départ a brisé le cœur de nos grands-parents. Ils étaient partagés entre le bonheur et la fierté quant à la réussite professionnelle de leur fils ainé et la tristesse de ne plus nous voir grandir au quotidien, à leurs côtés.

Nous leur rendons visite en Normandie un week-end sur deux et c'est à chaque fois avec autant d'émotion que nous nous retrouvons et que nous nous quittons ... Encore. Mais le temps d'un repas, d'une partie de belote ou d'une balade au bord de mer, nous oublions la distance qui nous séparera dans les heures à venir.

La voix chaleureuse de Mamie m'arrive en premier :

– Félicitations ma bichette

– Merci Mamie, dis-je dans un sourire sincère

Mon grand-père, que je devine très ému ne tarde pas à se manifester :

– Bravo ma chérie ! On n'a pas douté de toi une seconde ta grand-mère et moi ! On savait que tu le décrocherais ! D'ailleurs on avait mis le champagne au frais !

La journée passe dans une succession d'appels des membres de ma famille qui me félicitent. Tous me disent qu'ils savaient que j'aurai mon examen. De deux choses l'une : soit ils mentent à merveille, soit je suis la seule à n'avoir pas cru en moi-même...

Charlotte aussi m'appelle cent fois dans la journée, mais pour elle, le bac, c'est déjà de l'histoire ancienne. La seule chose qui l'intéresse à présent, c'est la soirée de fin de cycle organisée chaque année en l'honneur des nouveaux bacheliers. Elle espère y croiser Léo, son coup de cœur du lycée. « S'il est là ce soir, je me lance, je lui déclare ma flamme et je tente ma chance. Il va me falloir une forte dose d'encouragements et de vodka mais je vais y arriver ! Tu crois en moi Laura ?

Charlotte me fait rire : sous sa carapace d'ado très sûre d'elle, elle est en réalité comme les autres : bourrée de complexes et d'émotions qui s'entrechoquent. Mais elle est l'amie, la vraie, la meilleure, la seule à qui je peux tout dire sans exception aucune.

– Oui je crois en toi Charlotte ! Je réponds sur un ton exagérément distinct avant d'ajouter très solennellement

– samedi soir, c'est TON soir ! Je le sens ! Nous raccrochons en riant sans nous encombrer de formule de politesse ; Mon amie et moi savons bien que le soleil ne se couchera pas sans que nous nous soyons rappelées ... Dix fois au moins.

4.

Je n'ai plus trop de courbatures... Mais j'ai mal à la peau... Je me sens aussi lourde qu'une enclume...J'ai sûrement trop dormi...Il faut que je bouge, que je me lève et que je dégourdisse ces membres ankylosés par trop de sommeil...

Je n'y parviens pas ... Pourquoi est-ce que je n'y parviens pas ... ? Pourquoi est-ce que je ne peux pas bouger ... ? Et pourquoi mes yeux ne s'ouvrent-ils pas? Pourquoi aucun son ne sort de ma gorge endolorie lorsque je veux appeler au secours ?

J'y suis ! Il doit s'agir encore d'un de ces stupides cauchemars. Je dois me libérer de cet état de sommeil et retourner à une vie normale. Allez on se concentre, on inspire ... ça non plus je ne peux pas le faire.

J'ai perdu tout contrôle sur mon corps. Mes idées se bousculent. Mais si je n'ai plus la main sur ma propre respiration, alors c'est que je ne respire pas !

Et si je ne respire pas, alors je ne vis pas !

Seigneur, je serais morte ?

Mais si j'étais morte, je ne pourrais pas penser comme je suis en train de le faire !

Pourrait-il s'agir d'une sorte de conscience persistante de l'âme après la mort d'un corps ou quelque chose dans le genre ?

L'angoisse me gagne. Je voudrais pleurer mais même cela je ne peux pas le faire.

Des minutes passent, des heures, peut-être des jours durant lesquels j'ai l'impression que mon esprit se dissocie de mon corps puis le réintègre... Inlassablement... Sans pour autant en avoir jamais la moindre maîtrise.

J'essaie désespérément de concentrer mon attention sur quoi que ce soit qui puisse m'aider à comprendre où je suis et ce que je suis. Je puise de toutes mes forces dans le peu de ressources qu'il me reste. Mes capacités cérébrales me semblent opérationnelles mais tous mes sens sont altérés. Je n'entends rien d'autre que cet incessant ronflement, sur ma gauche parfois entrecoupé d'un bip sonore. A plusieurs reprises, il m'a semblé entendre des chants d'oiseaux très lointains mais il m'est difficile de savoir s'ils sont réels ou bien sortis tout droit de mon imagination.

Malgré le fait que je n'aie aucun contrôle sur lui, j'ai la sensation de mon corps. Il m'arrive même d'avoir mal à certains endroits. Les amputés souffrent bien de leur membre disparu. Je suis un corps fantôme à l'esprit intact.

Parmi les différentes croyances autour de la mort, celle qui me déplaît le moins est que quand on meurt, l'âme se libère de l'enveloppe charnelle qui lui a servi de costume lors de sa vie terrestre qui ne représente alors qu'une infime partie de la vie éternelle, un passage, un chapitre…

Me souvenir… Il faut que je me souvienne. Que je regroupe un maximum d'éléments concernant ma vie d'avant. Mais avant quoi ? Que m'est-il arrivé ? Et qui suis-je ?

Je suis Laura.

J'ai dix-huit ans.

Mes parents sont… Qui sont mes parents… Je ne parviens pas à me souvenir de leurs prénoms. J'ai une petite sœur qui s'appelle Lucie. Je ne crois pas avoir d'autres frères et sœurs. Je visualise très distinctement le visage de Lucie dans mon esprit. Ceux de mes parents ne m'apparaissent pas aussi clairement. Il y a mes grands-parents aussi. Je ne distingue que leur doux sourire, je ressens toute leur bienveillance. Leur souvenir m'apaise. Je crois me rappeler que mes quatre grands-parents sont en vie.

Différents visages se superposent dans mes pensées. Ils me semblent plus ou moins familiers mais je ne parviens pas à tous les identifier. Cet exercice intérieur qui s'impose à moi m'épuise.

Je cherche à me remémorer ma maison, la couleur de ses murs, la taille de ses pièces, ma chambre... Sans succès. Les souvenirs se refusent à passer la barrière de ma mémoire. La voix d'un inconnu fredonne une chanson à l'intérieur de ma tête. Ça parle d'enfants aux pieds secs, de fête du printemps et de gens qui sortent de terre... La mélodie est floue...

Dans un ultime effort, je cherche au plus profond de moi une réponse à la question fondamentale : suis-je en vie ? Ou suis-je morte ?

Et si ma vie terrestre est achevée, pourquoi n'ai-je pas quitté ce corps consigné ? Pourquoi au lieu de m'en sentir libérée je me sens prisonnière de lui ? Qui suis-je vraiment ? Peut-être que tout ce que je crois avoir vécu jusqu'à aujourd'hui n'était finalement qu'un rêve, une invention, un tour de passe-passe ...

Je sombre...

5.

Maman m'a demandé de me mettre en robe. Elle sait bien que je n'aime pas trop cela mais je m'exécute. Ce soir, nous allons dîner tous les quatre, pour fêter mon bac. Normalement, nous aurions dû aller en Normandie ce week-end mais mes parents ont modifié leurs projets pour me permettre de participer à la « soirée Bac » qui aura lieu demain. Ça mérite bien un petit effort vestimentaire de ma part.

Il est rare que nous sortions en famille comme ce soir, ce qui confère à ce programme une note un peu solennelle qui n'est pas pour me déplaire : après tout, à l'échelle familiale, c'est moi la star du moment ! A cette pensée, je souris et envoie des baisers à mon reflet dans le miroir de ma psyché puis tourne sur moi-même comme une petite fille arborant son premier tutu de danse classique. J'ai peine à me l'avouer mais je me trouve assez jolie dans cette robe de dentelle bleu marine. Un large ruban de satin de la même teinte cousu sous la poitrine met ma silhouette en valeur et de fins collants brillants couleur chair allongent mes jambes. J'espère supporter toute la soirée la cambrure infligée à mes pieds par mes escarpins à talons que je ne porte que pour de rares occasions.

– Chérie, c'est l'heure ! J'ai réservé, alors ne soyons pas en retard s'il te plait ! me crie mon père en bas de l'escalier.

Une dernière retouche de mascara allonge mes cils bruns, et un peu de gloss rose pailleté dessine mes lèvres, je suis fin prête. Je rejoins mes parents et ma sœur qui m'attendent au rez-de-chaussée devant la porte d'entrée. En descendant l'escalier, je me sens comme l'héroïne d'une série américaine mettant en scène au ralenti une adolescente qui se rend à son premier bal de promo sous l'œil ému de parents qui voient leur fille devenue femme. La différence, c'est qu'aucun cavalier ne m'attend sur le seuil, un bouquet de fleurs à la main, promettant à mes parents de me raccompagner à une heure raisonnable. Mais en me voyant, ma petite sœur Lucie laisse échapper un « ouah, t'es trop jolie ». Sa sincérité et sa spontanéité me touchent en plein cœur.

En les regardant tous les trois, je constate que je ne suis pas la seule à m'être mise sur mon trente-et-un : Papa revêt un beau costume noir sur une chemise blanche et, chose plus rare : un nœud papillon ! Le costume, on a l'habitude, c'est son bleu de travail, mais alors le nœud pap', ça, c'est une première. Je pense même qu'il l'a acheté pour l'occasion car à part sur ses photos de mariage, je ne l'ai jamais vu en porter. Et il ne s'agit pas de celui-là, je l'aurais reconnu, je me suis tellement moquée de lui, disant qu'on le reconnaissait à peine, caché qu'il était derrière son gigantesque nœud papillon.

Maman est très belle aussi, elle porte son tailleur bleu ciel qui lui va si bien. Un sourire chaleureux a élu domicile sur ses lèvres et ses yeux sont brillants d'émotion... Est-ce la robe ? Est-ce le bac ? Est-ce la notion du temps qui passe faisant de son bébé une jeune femme ? Sûrement un peu de tout cela à la fois. En arrivant à sa hauteur, je l'embrasse tendrement sur la joue. Avec l'âge, ces démonstrations affectives se font plus rares. Elle sent bon le parfum et le rouge à lèvre. Elle me rend mon étreinte sans que nous échangions un mot et nous y allons.

Papa a réservé une table dans un restaurant étoilé à Fontainebleau : il n'a pas fait les choses à moitié. Le décor est somptueux du sol au plafond. Le repas est une succession de mets surprenants et délicieux. Le talentueux chef japonais et sa jeune épouse, une jolie blonde très chic qui assure le service avec son équipe ont fait couler beaucoup d'encre dans la presse locale ces dernières années. Ce soir, je découvre le bien-fondé des articles tous plus élogieux les uns que les autres et dont certains extraits prennent tout leur sens : « explosion de saveurs », « cuisine originale et audacieuse », « le plaisir des papilles »...

Le restaurant n'est pas très grand mais il est complet. Mes parents ont dû y réserver la table avant même de savoir si oui ou non je serais diplômée. Quelle délicate attention. Ce festin aurait fait un lot de consolation exceptionnel en cas d'échec.

Nous occupons une table ronde au fond de l'unique salle. Les murs y sont ornés de tableaux signés de la main d'un artiste asiatique. L'argenterie rutilante se compose de couverts dont, pour certains, je ne soupçonnais même pas l'existence. La bouteille de champagne commandée par Papa nous est servie par un sommelier qui veille en permanence à ce qu'aucun verre ne soit vide. Le temps d'un dîner, nous avons l'impression d'être une famille royale et c'est plutôt plaisant. La jeune femme qui s'occupe du vestiaire fait preuve d'une grande patience vis-à-vis de ma sœur Lucie qui tous les quarts d'heure réclame sa veste pour jeter un coup d'œil à son smartphone. Mes parents l'ont sommée de le laisser dans sa poche pendant toute la durée du dîner.

Elle nous fait quand-même bien rire quand elle imite en passant derrière lui le maître d'hôtel qui se tient debout à proximité de notre table, une serviette blanche sur l'avant-bras et qui s'assure du bon déroulement du service.

Mes parents profitent tour à tour de ce moment privilégié en famille pour nous dire à Lucie et à moi ce qu'ils n'ont pas l'occasion de nous dire au quotidien. C'est Maman qui se lance la première, ma sœur et moi l'écoutons attentivement.

– Je me réjouis que nous soyons tous les quatre réunis ce soir autour d'un bon repas. Je trouve que la vie défile à toute vitesse et qu'on ne prend pas assez le temps de la savourer. Hier encore je vous berçais pour vous endormir et aujourd'hui regardez-vous ! Vous êtes deux magnifiques jeunes filles ! Demain vous serez des femmes… Et nous, ajoute-t-elle en posant sa main sur celle de mon père, nous on vieillit… On râle, on crie… Mais on est sincèrement fiers d'avoir notre part de responsabilité quant aux adultes en devenir que vous êtes aujourd'hui. Et on vous aime très fort mes chéries.

Un trop plein d'émotion contraint ma mère à passer la parole à mon père.

– Alors… ça ne va pas être simple de prendre la suite d'un si joli discours. Quoi de plus pur et véritable que l'amour d'une maman. Je vais me contenter d'ajouter qu'il n'est pas de plus belle récompense dans la vie que celle de transmettre à ses enfants les valeurs nécessaires pour avancer. Maman et moi y travaillons au quotidien, parfois maladroitement mais toujours avec les meilleures intentions. Il arrive parfois que nous ayons la sensation d'échouer, de faire les mauvais choix. Mais jamais nous ne baisserons les bras et ce jusqu'à notre dernier souffle. Quoi que nous réserve l'avenir, nous serons là pour vous. Sachez enfin que chaque jour, le papa que je suis est un peu plus fier de ce que vous êtes. Et que je vous aime plus que tout.

La séquence émotion passée, notre soirée se poursuit dans un climat convivial et détendu puis nous regagnons la maison repus et ravis.

6.

Encore un espoir… Encore un réveil… Bien que le terme soit assez mal choisi. Parce qu'une fois de plus, la seule chose qui soit en éveil, en définitive, c'est ma pensée. Mais elle ne contrôle rien, elle est complètement stérile, totalement coupée du monde extérieur, si toutefois monde extérieur il y a…

Au milieu des pensées moroses qui me submergent, un grincement rompt le silence. Mon cœur s'emballe, j'en perçois très distinctement les battements. Mais il n'y a pas que cela, j'entends un autre bruit, presque identique, mais moins sourd, et à un rythme différent… Plus lent et plus lointain… Mais qui se rapproche … Des pas ! Ce sont là des bruits de pas qui s'intensifient ! Quelqu'un vient vers moi !

« Oh Seigneur aidez-moi ! Au secours ! » En mon for intérieur je hurle de toutes mes forces mais aucun son ne parvient à franchir la barrière de ma bouche… Pas même un râle… Alors j'essaie encore, peut-être qu'à force, ma volonté et mon obstination parviendront à briser la frontière de l'enfer… Je cherche par tous les moyens à concentrer mon énergie. Quelqu'un est là, tout près de moi. Je le sais. Je le sens. *Au secoooooooours ! Je vous en supplie !*

C'est moi Laura ! Je suis là ! J'ai besoin d'aide ! Je ne veux pas mourir ! S'il vous plaît ! Aidez-moi…

Enfin, pour la première fois depuis ce qui m'a semblé être des siècles d'attente et d'incertitude, une voix… Une voix de femme qui visiblement s'adresse à moi et me fait voler en éclats de l'intérieur :

– Bonjour ma belle. Alors voyons ça… Je vais prendre ta température oreille gauche. Attention (*un bip*). Voilà… A tout à l'heure ma belle.

Les pas s'éloignent. Une porte claque.

Et de nouveau ce même silence, pesant, angoissant. Je me sens comme une poupée de chiffon oubliée sous un lit et dont plus personne ne se préoccupe. Un objet tout juste bon à prendre la poussière. Et pourtant j'ai une âme bon sang, un cerveau et un cœur. J'ai même une conscience, et grâce à elle, je sais désormais où je suis. Je me trouve dans un hôpital ou une clinique, ce qui explique les ronflements et les bips que je crois entendre depuis que j'ai recouvré un semblant de conscience. Je dois être branchée à une machine.

J'ai confiance en la médecine. Je suis convaincue que le personnel compétent sait parfaitement qu'à l'intérieur de cette carcasse alitée, une jeune fille à la conscience intacte se bat de toute son âme. Je parie que toute une équipe travaille actuellement sur mon cas et met au point l'antidote qui me réveillera et me permettra de récupérer très vite mes facultés motrices.

Bientôt, cette malheureuse expérience ne sera plus qu'un mauvais souvenir, ce cauchemar sera derrière moi et on en rira ... Oui on en rira... Dans un monde parfait, c'est comme cela que ça se passerait.

Je concentre mon attention sur le moindre bruit extérieur, le moindre signe de vie. La première bonne nouvelle de la journée est que je suis en vie, la seconde, que je ne suis pas la seule à le savoir puisqu'on me parle.

J'entends dans le lointain des voix, des portes qui claquent. Tous ces bruits si incommodants pour les personnes hospitalisées et qui représentent pour moi le symbole de la vie, la preuve de mon existence ici-bas.

Un grincement, celui, reconnaissable, de la porte de ma chambre. Des pas qui s'approchent, plus légers que ceux de tout à l'heure, un bruit métallique qui semble provenir du sol et puis, plus rien. Je sens pourtant une présence, il me semble percevoir un souffle, une respiration tout près de moi. Mais on ne me parle pas. Et soudain... des sanglots... une masse qui se pose sur ma poitrine... des larmes qui ruissellent dans mon cou... une main qui tient la mienne. Je sens tout cela. Et tout à coup, comme une évidence, je sais ... Lucie, ma Lucie... Je reconnais ses pleurs...Je l'ai tant de fois consolée ma petite sœur. *J'aimerais tellement te serrer dans mes bras, te dire que tout ira bien, te montrer combien je t'aime... Intérieurement Lucie, je pleure avec toi.*

– Coucou grande sœur. Tu sais, le doc m'a dit que c'était bien de te parler. Il dit que rien ne permet de garantir que tu nous entendes mais que, dans le doute, ça ne coûte rien et que ça peut nous faire du bien à nous. Il n'y comprend rien. La seule chose qui me ferait du bien, c'est que tu te réveilles. Que tu me dises que tout ça n'était qu'une mauvaise blague pour me faire payer toutes mes méchancetés et me donner une bonne leçon. Je t'en supplie Laura réveille-toi... »

Ma petite sœur sanglote longuement.

Parle- moi encore ma belle Lucie

– Papa et maman sont anéantis. A la maison, plus personne ne se parle. On est comme des fantômes depuis que tu es ... comme ça... Tu nous manques, Laura...Si tu reviens, je jure d'être la meilleure petite sœur du monde entier. Je ne te piquerai plus ton maquillage en cachette, ni tes fringues, c'est juré. Je te laisserai choisir le programme à la télé pendant au moins un mois. Je ne lirai plus tes messages dans ton dos. Je t'aime Laura.

Je t'aime Lucie

– Et puis… t'as pas le droit de me planter comme ça ! C'est égoïste de ta part ! C'est dégueulasse ! Tu cherches à nous faire payer quoi exactement ? On n'a pas mérité ça ! T'as pensé à Papy et Mamie ? Tu veux les tuer ? Ils ne supporteront pas longtemps une telle épreuve à leur âge ! Tu m'entends ? tu ne m'entends pas ? Laura ?

Oui Lucie, je suis là, je t'entends, parle-moi encore, ne t'arrête pas…

– Je me sens un peu ridicule à parler toute seule mais comme dit le doc, dans le doute… Alors il faut que tu saches un truc et après je te laisse tranquille : avant que tu partes ce soir-là, à cette fête dont tu n'es jamais revenue, ce que je t'ai dit était faux ! Complètement faux ! Pardonne-moi Laura… »

Mes idées s'embrouillent. De quels mots ma sœur me parle-t-elle ? Et de quelle soirée ? Est-ce que tout ceci a un rapport quelconque avec mon état aujourd'hui ? Je vais devoir me contenter pour le moment de ces bribes d'indices puisque je sens Lucie me déposer un tendre baiser sur le front et l'entends quitter la pièce. L'intensité émotionnelle de ces dernières heures m'a épuisée et je me laisse aller à une somnolence salutaire.

De nombreux rêves troublent mon sommeil déjà fragile. Tantôt agréables, tantôt effrayants, ils représentent quoi qu'il en soit la preuve à mes yeux d'une activité cérébrale intense. Dans un de mes rêves, je suis « complètement » vivante, je marche avec des béquilles. Je suis avec trois personnes, deux garçons et une fille qui dans mon rêve sont des amis, mais je ne sais pas s'ils existent en réalité. Nous nous rendons à une fête qui se déroule au 2ème étage d'un immeuble très chic. Mes amis empruntent tous l'escalier pendant que moi, handicapée, je prends l'ascenseur seule. Mais lorsque j'actionne le bouton pour me rendre au second étage, les portes se ferment, je sens la cabine entamer son ascension et pourtant quand les portes s'ouvrent, je constate que je me trouve toujours au rez-de-chaussée... J'actionne de nouveau le bouton n°2 et rebelote. Cette scène se reproduit en boucle jusqu'à mon réveil.

Lorsque je sors du sommeil, tout est calme autour de moi. Il fait un peu frais. Je pense que c'est la nuit. Et je dois dire que je suis assez fière de penser cela, car cela signifie que je récupère progressivement la notion de temps. Quand on est comme je suis, le moindre progrès, même minime, est un pas de géant.

Je me remémore mon étrange rêve et un indice de plus vient compléter le patchwork de mes souvenirs : je sais qui sont ces trois personnes, il s'agit d'Alexandre, Jordan et Charlotte, mon petit copain et mes deux meilleurs amis. Ce que ma conscience ne me dit pas, mon inconscient va le puiser dans mes ressources oniriques. Je me souviens d'eux maintenant, de leurs visages et de leurs voix. Ils me semblent si proches et à la fois si loin de moi. Comme si nous nous étions connus dans une vie antérieure.

Je me rendors en me repassant, comme un enregistrement la voix de Lucie, ma douce Lucie, qui me manque tellement.

7.

J'ai programmé l'alarme de mon téléphone à 10h00. J'ai promis à Charlotte de l'accompagner dans les magasins pour l'aider à choisir LA tenue qui ferait craquer Léo à coup sûr. Je me réveille de moi-même un quart d'heure avant que l'alarme stridente ne se déclenche et la désactive.

Je me prélasse quelques minutes encore sous ma couette en plumes d'oie puis d'un bond, je quitte mon lit en me disant que je ne suis pas prête de le revoir : la journée s'annonce en effet très longue, elle ne devrait pas s'achever beaucoup avant l'aube.

D'ici là je suis investie d'une lourde mission : mon groupe d'acolytes et moi-même avons tiré à la courte paille le « capitaine de soirée » et bien entendu, c'est tombé sur moi. A chaque sortie prévue, nous fonctionnons de la sorte, nous respectons à la lettre le fameux slogan préventif « Celui qui conduit, c'est celui qui ne boit pas ».

Pour Charlotte et moi, c'est donc journée shopping : nous nous lançons dans le tourbillon des centres commerciaux. A cette discipline nous sommes infatigables. Le planning est strict. Heure limite pour regagner mon domicile en vue de s'y préparer : 17h30. A

20h00 précises, nous devons passer chercher Alexandre puis, dans la foulée, Jordan et enfin ... Let's go !!!

Alexandre, c'est mon petit ami. Il a 21 ans. Lui et moi, on est ensemble depuis presque un an. Aux yeux de beaucoup, nous représentons le couple idéal mais comme souvent, l'envers du décor est un peu plus compliqué qu'il n'y paraît. Nous nous sommes rencontrés en ville un jour où Charlotte avait un rencart avec un garçon du lycée. Quand il avait proposé à mon amie d'aller boire un verre avec lui, Charlotte, intimidée, avait répondu d'un air faussement détaché qu'une balade en ville avec sa meilleure amie était justement prévue et qu'il n'avait qu'à venir s'il le souhaitait. Lui, pour ne pas se retrouver seul avec deux filles, avait appelé son cousin Alexandre à la rescousse. La difficile Charlotte n'est finalement pas tombée sous le charme, mais Alexandre en revanche, par son humour et sa bonne humeur, a pu, sans difficulté obtenir de moi un deuxième rendez-vous, puis un troisième. Je repense souvent à notre première rencontre.

Alexandre a su me comprendre et me séduire. Il a su lire en moi et m'apporter tout ce dont j'avais besoin à l'époque : une oreille attentive et des bras protecteurs. Il avait cette capacité à voir en moi ce qu'il y avait de meilleur et ça me plaisait. Alexandre a toujours su me tirer vers le haut, naturellement, peut-être même sans en avoir conscience. A cette époque, nous croyions être les seuls à connaître le sens du mot « amour », que rien ni personne ne pourrait jamais nous séparer. Mais au fil des mois, la magie des premiers instants s'est estompée cédant sa place à une sorte de routine amoureuse.

Aujourd'hui, je lui en veux un peu parce que s'il était un parfait gentleman, il m'aurait proposé de prendre le volant ce soir. Il ne serait pas resté de marbre comme il l'a fait face à ma défaite cuisante à la courte paille. Idéalement, mon amoureux m'aurait dit : « Fête ton bac comme il se doit, trinque avec tes amis et moi j'assure le retour de chacun à bon port. Ce soir, le capitaine de soirée, c'est moi ». Au lieu de cela, il a tiré sur une paille et soupiré de soulagement à la vue de sa longueur. Lorsque j'ai tiré le brin qui me désignait perdante, il m'a jeté un coup d'œil dans lequel j'ai décelé une once de pitié et m'a récité ce slogan publicitaire idiot : « sans alcool, la fête est plus folle ! ». Tous se sont mis à ricaner bêtement, tous excepté moi. Je n'avais pas l'intention de boire des litres et des litres d'alcool, ce n'est d'ailleurs pas mon genre. Mais de là à devoir me limiter à un seul verre le soir de la célébration de mon baccalauréat ...

Alexandre, lui, il ne l'a pas son bac. Il a quitté l'école à seize ans et depuis il travaille avec son père qui dirige sa propre entreprise de bâtiment et travaux publics. Il dit que ça lui convient, faute de mieux et que de toute façon, les études, ce n'est pas son truc. Je le crois.

Jordan, mon meilleur ami a comme moi obtenu son bac cette année. Mais en ce qui le concerne, cela ne faisait aucun doute. Pour Jordan, pas de pression. Il l'a d'ailleurs décroché haut la main : mention très bien avec les félicitations du jury. Les écoles les plus prestigieuses lui ouvrent leurs portes. C'est tout juste si elles ne lui déroulent pas un tapis rouge. Lui, il reste humble. Il s'offre même le luxe de profiter d'une année sabbatique pour décider de ce qu'il va en faire de ce bac avec mention...

Jordan a tout pour lui, il est jeune, il est beau, drôle et brillant. Tout lui sourit ou presque. Je dis presque car d'aussi loin que je me souvienne, je ne l'ai jamais vu avec une fille. A l'âge auquel les garçons ont normalement les hormones en ébullition, pour lui c'est le désert absolu. Non seulement je ne l'ai jamais vu flirter, mais il n'a jamais montré le moindre intérêt sentimental pour quiconque. Un jour alors que nous regardions une série TV américaine, Jordan a eu le malheur de nous dire à Charlotte et à moi que l'acteur principal était « beau comme un dieu ». Complices, nous nous sommes regardées dans le dos de Jordan d'un sourire entendu. Dans notre esprit tordu, notre ami était désormais catalogué homosexuel. A coup sûr, il n'attendait que le moment propice pour faire son coming-out ! Le cliché du meilleur ami gay nous plaît bien d'ailleurs : il peut nous en apprendre sur cette drôle d'espèce qu'est la gent masculine et si, comme tout homo qui se respecte, il est à la pointe de la tendance il nous conseillera même sur nos tenues vestimentaires, sans qu'il y ait jamais la moindre ambiguïté.

Avec tout cela, et malgré le fait qu'il n'ait jamais évoqué ses préférences, Charlotte et moi nous réjouissons de cette homosexualité supposée.

Jordan est le dernier d'une fratrie de trois. Ses frères ainés ont suivi le cursus scolaire paternel : ils sont tous les deux en faculté de médecine à Paris où ils partagent un appartement dans un quartier huppé. Son père est dermatologue et sa mère, architecte d'intérieur de formation, a cessé toute activité professionnelle il y a longtemps, lorsque son époux a quitté la capitale pour établir son cabinet en province. J'adore aller chez Jordan. Chaque pièce de la maison ressemble à une page de magazine de décoration. En hiver, il y a toujours des bougies allumées, un feu qui crépite dans la cheminée, un chien de chasse allongé sur le perron. En été, ça sent bon le linge frais et la lavande. Même quand on vient à l'improviste, la maison est toujours impeccable, et il y a toujours un gâteau dans le four et une bonne citronnade à déguster. Je me demande bien ce qu'ils en font de tous ces gâteaux les jours où l'on ne vient pas.

Ce que je me demande surtout, c'est de quelle manière réagiraient les parents de Jordan si ce dernier leur révélait son attirance pour les garçons. Ils ont l'air d'être ouverts d'esprit mais serait-ce toujours le cas s'ils étaient directement concernés ?

Jordan et moi on se connaît depuis l'école primaire. Lorsque je suis arrivée dans ce nouvel établissement où je ne connaissais personne, il m'a immédiatement accueillie. On s'est toujours tout dit et on ne s'est pratiquement jamais disputés. A l'âge que nous avions à l'époque, il était rare que deux enfants de sexe opposé soient comme Jordan et moi, comme les deux doigts de la main. Nos camarades pensaient tous que nous étions amoureux et se moquaient un peu de nous, mais nous, on s'en fichait, on savait bien que ce n'était pas vrai. Au fil des années, notre attachement l'un pour l'autre n'a fait que croître. Je ne sais pas ce que serait ma vie sans lui.

Je prends une douche rapide, plonge dans mon dressing et en ressors vêtue d'un jean troué aux genoux (celui que je n'ai pas le droit de porter quand je rends visite à Papa à la banque), un débardeur noir orné de strass le long du col et une paire de baskets noires confortables (c'est un vrai sport le shopping avec Charlotte). Comme synchronisé, mon téléphone sonne juste au moment où je ferme mon sac à main. A croire que Charlotte a des antennes.

L'une comme l'autre trouvons rapidement notre bonheur vestimentaire pour la soirée. Par chance, nous sommes, mon amie et moi, aux antipodes l'une de l'autre en matière de goûts et de couleurs. Ainsi, jamais d'histoires dans les magasins : on ne risque pas de se battre pour une même tenue. Pour Charlotte ce soir, ce sera mini-jupe moulante noire, chemisier bleu électrique et escarpins noirs à talons vertigineux. Une chose est sûre, son objectif de ne pas passer inaperçue sera atteint. A l'inverse j'opte pour un jean délavé taille basse qui selon les dires de mon amie « me fait un cul d'enfer », débardeur beige et ballerines assorties. L'excellente gestion de notre temps nous permet de peaufiner nos accessoires : un bracelet par-ci, un vernis à ongles par-là.

Une fois notre tenue complète investie, mon amie et moi mettons le temps qu'il nous reste à profit en nous offrant un instant de complicité sans pareille. Tout y passe : des essayages de lingerie coquine aux défilés en tenues hors de prix en passant par les ensembles les plus extravagants. Nous rions à nous en décrocher la mâchoire. Je ne connais rien de plus drôle que ces moments où ma meilleure amie et moi nous comportons comme deux gamines mal élevées. Charlotte a cette capacité à réveiller en moi ce qu'il y a de plus osé et que personne d'autre qu'elle n'a jamais eu l'occasion de voir. Ma face cachée. Et même si au jeu de la plus culottée je ne lui arrive pas à la cheville, mon amie a ce don de repousser mes limites chaque fois davantage. Cette fois-ci, tout en riant aux larmes, je filme Charlotte avec mon smartphone. Nous sommes dans le rayon équitation d'un magasin de sport du centre commercial.

Mon amie porte une paire de bottes deux fois trop grandes pour elle, elle a une bombe d'équitation sur la tête et une veste matelassée bleu marine comme celles portées par les cavaliers lors de concours hippiques. Elle est assise à califourchon sur un banc destiné à l'essayage de chaussures. Une cravache dans la main droite, elle mime un jockey frappant la croupe de sa monture au grand galop. Au départ, je ne réalise pas pourquoi Charlotte s'arrête subitement, mais quand une main robuste me tapote l'épaule gauche, je sens le sang me monter au visage et empourprer mes joues.

– Mesdemoiselles, à moins que vous n'ayez l'intention d'acheter ce matériel, je vous invite à le remettre en rayon et à regagner tranquillement la sortie du magasin, nous dit le géant à l'accent africain très prononcé,

A cet instant, je me sens si honteuse que mes yeux ne parviennent pas à regarder autre chose que mes pieds. Charlotte, elle, ne se démonte pas : elle se redresse très dignement malgré le ridicule de sa posture caricaturale, puis, tout en remettant chaque article à sa place initiale lance dans un sourire sarcastique :

– Visiblement vous ne savez pas qui nous sommes….

A ce moment seulement, je lève les yeux sur l'employé qui me dépasse d'une bonne tête. Il tente de ne pas perdre la face mais sa déglutition le trahit.

– Non mademoiselle. Effectivement. Je ne sais pas qui vous êtes.

Muette, je tourne lentement la tête vers mon amie me demandant par quelle invention magistrale elle va bien pouvoir nous sortir de ce mauvais pas. Charlotte désigne son interlocuteur de l'index dans un geste de mise en garde.

– Eh bien croyez-moi mon vieux, vous n'allez pas tarder à le savoir !

Puis, m'attrapant par le bras, elle m'entraîne d'un pas décidé vers la sortie du magasin.

Le type de la sécurité, interloqué, nous suit du regard jusqu'à ce que nous ayons rejoint la galerie marchande. Charlotte et moi attendons d'être hors de sa vue pour laisser éclater notre plus gros fou-rire.

Pour nous remettre de toutes ces émotions, nous nous octroyons une pause en terrasse de café. Là, pour la énième fois, Charlotte et moi récapitulons le déroulement prévu de la soirée. Elle me mime le comportement qu'elle adoptera pour charmer Léo : elle a l'intention de sortir le grand jeu ce soir ma Charlotte. Du battement de cils de biche jusqu'au positionnement des mains sur les hanches en passant par le bouton de chemisier volontairement oublié de manière à dévoiler quelques centimètres de la dentelle noire de son soutien-gorge. « Suffisamment pour attirer le regard, mais pas assez pour faire vulgaire ». Rien n'est laissé au hasard.

Nous sirotons notre lait fraise avec délectation, c'est notre boisson favorite. Elle a la couleur de l'enfance et le goût de l'innocence. Je regarde mon amie creuser ses joues pour aspirer son breuvage à la paille. Charlotte et moi nous sommes connues au collège, nous étions dans la même classe. Lorsque je repense à cette époque, je me demande comment nous avons bien pu devenir amies. Nous sommes aussi différentes l'une de l'autre que deux adolescentes peuvent l'être. Et finalement, on dit que les opposés s'attirent et l'amitié qui nous lie toutes les deux en est la preuve.

Par chance, lorsqu'ils se sont connus, Charlotte et Jordan ont tout de suite bien accroché, et bien que je sois le dénominateur commun, nous formons un trio amical solide et durable. Peut-être est-ce immature de notre part, mais nous nous faisons régulièrement la promesse que rien ni personne ne pourrait jamais venir fragiliser cette amitié sincère et véritable. On croit fort les uns en les autres et on a confiance en l'avenir.

8.

Ici, les jours se suivent et ne se ressemblent pas. La seule chose à rester désespérément identique… C'est moi. En ce qui me concerne : aucune évolution. J'ignore tout de mon état, de mon pronostic médical, et des raisons exactes de ma présence ici. Des fragments de souvenirs me reviennent de temps à autre, semblables aux pièces d'un puzzle géant, le puzzle de ma vie. Mais de trop nombreuses pièces sont encore manquantes.

« *Laisse faire le temps* » me dirait Papa. Je doute qu'il pense toujours avec autant de sagesse et de philosophie en voyant sa fille de 18 ans assimilée légume dans un lit d'hôpital. Quand il vient me voir en tout cas, il reste très digne. Sa voix tremble mais il ne pleure pas… Du moins pas devant moi. Il me parle énormément et ça me fait du bien. Il me parle de la pluie, du beau temps, de son travail, du match de foot qu'il a regardé la veille, de ma famille… Il me parle comme si j'étais en vie, complètement.

Maman a essayé de faire la même chose mais elle n'y parvient pas. Lorsqu'elle s'adresse à moi, sa voix finit toujours par se briser comme une vague sur un rocher…Elle laisse ses phrases en suspens pour en général les achever par « *je ne peux pas, je n'y arrive pas* », ce qui est très frustrant parce qu'avec Maman, je n'ai que des parcelles inachevées d'informations parfois croustillantes. Je sais par exemple que mon cousin leur a annoncé quelque chose d'incroyable … Que les médecins ont bon espoir qu'un jour je puisse… Qu'elle ne sait pas vraiment si Lucie va… En tout cas, ce que je sais, c'est que Maman m'aime, parce que ça, elle me le dit en entier, et plusieurs fois par jour alors comme dirait Lucie…Le reste, c'est de la littérature…

Mes grands-parents viennent me voir eux aussi. Ils ne me parlent pas beaucoup en général, ils se contentent de me prendre la main et de la serrer très fort. Parfois j'entends Mamie prier tout bas. En ce qui concerne ma foi en un être tout puissant, je dirais qu'elle a été quelque peu ébranlée par les derniers évènements. Difficile de croire en une divinité qui laisse une situation telle que la mienne exister. Une entité supérieure qui précipite une famille entière dans le chaos… Alors à l'image des médecins qui disent à mes visiteurs que cela ne coûte rien de me parler, je suppose que cela ne coûte pas plus de croire en un Dieu, juste comme ça, dans un coin de ma tête, juste au cas où.

Plusieurs fois par jour, les membres de l'équipe médicale qui me prend en charge se succèdent à mon chevet mais jamais l'un d'entre eux ne prend le temps de se poser à côté de moi et de m'expliquer en détail ce que la médecine sait de mon cas à ce jour, quelles sont les possibilités d'évolution, les issues envisageables...Jamais. Il faut que je me contente de saisir au vol le peu d'informations données dans ma chambre, et elles sont rares. A cela s'ajoute le fait que la terminologie médicale n'est pas toujours simple à comprendre pour la bac + zéro que je suis.

Parmi la multitude de soignants qui se bouscule jour après jour à mon chevet, la seule à s'adresser à moi, c'est Diane, une des infirmières. Bien sûr, elle ne me parle pas pendant des heures et des heures, elle n'en a sûrement pas le temps d'ailleurs. Mais, contrairement à ses collègues, elle me salue, me décrit les soins qu'elle me prodigue et encore et surtout, elle a toujours une ou deux petites phrases qui seraient complètement banales dans un quotidien classique, mais qui ici, à mon échelle, représentent des éclats de lumière jaillissant de l'obscurité. Ces petites phrases banales, je les attends chaque jour avec impatience. Quand Diane ne travaille pas, mes journées ne sont pas les mêmes : mes ténèbres semblent plus sombres encore.

Comment imaginer quand tout va bien qu'un simple « *aujourd'hui il pleut* » ou encore « *demain c'est la pleine lune* » ou « *ce soir, ils repassent à la télé la trilogie du parrain ! je ne m'en lasse pas, mon préféré, c'est le deuxième chapitre* » suffisent à conférer une note positive dans un quotidien si ennuyeux.

D'une simple phrase prononcée, sans y penser, moi, Laura, à demi-morte, je m'évade un peu. Diane apaise ma frustration En fonction du temps qu'il fait, je m'imagine par exemple pour quel vêtement de mon dressing j'opterais si ma vie était comme avant. Je réalise aussi que je n'ai jamais vu ce grand classique que représente « Le parrain » et me programme intérieurement de le regarder dès ma sortie, si je sors un jour.

Avec les autres soignants, c'est différent…ils parlent, oui…. Ils parlent même souvent de moi… mais ils ne me parlent jamais à moi…

Ainsi à la volée, j'ai compris avoir été victime d'un accident vasculaire cérébral à la suite duquel je suis restée quelque temps dans le coma… Pour le reste, personne ne s'avance. Le suspense est à son comble : Va-t-elle se réveiller ? Nous entend-elle ? Pourra-t-elle un jour voir ? Parler ? Marcher ? Vivre ?

Certaines des infirmières m'expliquent les soins qu'elles effectuent. Parfois encore, elles sont accompagnées d'une stagiaire à qui elles expliquent les détails de leurs démarches et leur objectif. L'idéal, c'est quand la stagiaire en soif d'apprendre pose à ma place les questions qui me brûlent les lèvres. Et alors la cerise sur le gâteau, c'est quand les étudiants sont en mise en situation professionnelle pour la validation de leur stage. Alors leur professeur les questionne quant à mon cas particulier, j'imagine qu'il est plutôt confortable pour eux de choisir une patiente qui de toute évidence ne dira pas que la prise de sang l'a fait souffrir ou que le personnel n'est pas à l'écoute...

En tout état de cause, ces évaluations sont pour moi, à chaque fois, une mine d'informations. Elles m'ont entre autre appris que je respire grâce à une machine et suis nourrie à l'aide d'une sonde gastrique, que j'ai dans la gorge un trou appelé « trachéotomie » et que mon pronostic vital reste à ce jour incertain.

L'inconvénient quand on est comme je suis, c'est que d'un point de vue extérieur, il est absolument impossible de faire la différence entre les moments où je dors profondément et où il est, de fait, inutile et absurde de s'adresser à moi, et ceux où au contraire je suis parfaitement éveillée et aimerais être considérée comme une personne à part entière et non comme un objet posé là dans le décor.

Parfois, lorsque les soignants pratiquent ma toilette quotidienne – ce qui représente déjà pour moi le comble de l'humiliation – ils profitent de ce moment pour échanger sur le dernier film vu au cinéma, les tendances vestimentaires ou le prochain restaurant à tester... Sans compter les cancans de l'hôpital, qui couche avec qui, qui a bénéficié d'une augmentation, qui passe plus de temps en arrêt maladie qu'à son poste... On peut tout dire devant quelqu'un comme moi. Si un jour je suis de nouveau sur pied, je pourrai en faire chanter quelques-uns, tout est imprimé là, sur mon disque dur.

Et puis il y a Hervé.

Je ne sais pas à quel moment Hervé a commencé à venir me voir. Le jour où moi je l'ai entendu pour la première fois, il me parlait déjà comme si l'on se connaissait depuis longtemps. Alors j'en déduis qu'il a commencé à me parler avant que je ne sois apte à l'entendre, lorsque j'étais encore dans le coma. Hervé me parle tout à fait normalement, en monologue bien-sûr, mais normalement. Lui aussi est hospitalisé à la suite d'un AVC. Mais il s'en sort bien mieux que moi.

C'est grâce à Hervé que je sais que nous nous trouvons dans le service de neurologie d'un grand hôpital parisien. Il dit de ne pas m'inquiéter parce que je suis prise en charge par les spécialistes en la matière et ça me rassure. C'est aussi Hervé qui a suggéré à mes parents de mettre de la musique ou d'allumer la télévision dans ma chambre pour le cas où j'entendrais et ils l'ont fait. C'est encore Hervé qui a consolé Lucie un jour où le chagrin et la culpabilité la rongeaient.

Je le vois comme mon petit ange gardien. Il a 34 ans et se déplace en fauteuil roulant depuis son attaque cérébrale. Il se peut que cette situation ne soit que temporaire mais comme pour moi, il semble être un peu tôt pour en juger. Hervé est un concentré d'optimisme, une leçon de vie à lui tout seul. Régulièrement, il vient dans ma chambre avec sa guitare sèche et me fredonne *Redemption song* de Bob Marley ou *Hotel California* des Eagles et ça me fait du bien. Ce que j'apprécie par-dessus tout, c'est que sans même savoir si je suis ou non en capacité de l'entendre, Hervé est mon plus fidèle visiteur. Il faut dire qu'il a un avantage sur les autres, car faisant partie des patients du service, il n'est pas soumis aux heures autorisées de visites.

Hervé porte en lui une sorte de mélancolie. Je la ressens quand il parle, et encore plus quand il chante. Cette tristesse qui l'habite rend ses chansons encore plus belles. Hervé me parle beaucoup de lui. Il ne doit pas avoir beaucoup de visites.

Son père est mort quand il était petit et sa mère vit dans le sud de la France avec son second mari. Hervé ne semble pas apprécier son beau-père outre mesure.

Il me raconte sa vie avant son AVC. Il vivait en concubinage avec Karine, sa petite amie. Ils se sont rencontrés au lycée où ils ont flirté. Puis ils se sont séparés, se sont perdus de vue pendant plusieurs années durant lesquelles chacun a vécu avec un autre partenaire. Un jour, il y a une dizaine d'années, Hervé et Karine se sont croisés par hasard dans les rayons d'un supermarché. Hervé était alors célibataire et Karine vivait une relation chaotique avec un militaire peu présent. Ils sont allés boire un verre ce jour-là, ont dîné au restaurant et, de fil en aiguille, ont réalisé qu'ils se manquaient l'un à l'autre.

Karine a quitté son militaire et est venue vivre auprès de son amour de jeunesse.

Quand il me parle de ces instants de bonheur amoureux, la voix d'Hervé, se brise. Comme s'il les revivait le temps de son récit.

Hervé travaillait au sein d'un cabinet comptable. Sa fiancée, elle, sans diplôme a multiplié petits boulots et jobs éphémères durant plusieurs années. Il y a trois ans, un poste de secrétaire s'est libéré dans le même cabinet qu'Hervé et Karine a saisi l'opportunité. C'est à partir de cet instant que le couple a désiré un enfant. Hervé dit qu'il ne leur manquait qu'un bébé pour que le tableau de leur idylle soit complet.

La nature en avait visiblement décidé autrement car les deux amoureux ne sont pas parvenus à donner la vie naturellement. Il leur a fallu en passer par de nombreux examens et de lourds traitements. Leur volonté et leurs efforts ont été récompensés il y a quelques mois lorsque le énième test de grossesse, effectué par la jeune femme, s'est révélé positif.

Hervé dit qu'il n'a jamais connu de plus grand bonheur dans la vie que ce jour-là. Il n'a malheureusement pas eu le temps de le savourer pleinement puisque, quarante-huit heures après l'annonce de la grossesse, Hervé a été victime d'un accident vasculaire cérébral sur son lieu de travail

A partir de ce moment, mon visiteur parle de « descente aux enfers ». Il est resté plongé dans un profond coma. Personne n'était en mesure de dire s'il s'en réveillerait un jour. Karine, terrorisée à l'idée d'élever seule l'enfant à venir a préféré avoir recours à une IVG.

Elle l'a annoncé à Hervé quelques jours après son réveil, juste avant de lui révéler qu'elle ne se sentait pas non plus capable de le soutenir dans sa convalescence et qu'elle préférait mettre un terme à leur relation.

Je crois qu'Hervé est plus triste encore pour la perte du bébé que pour celle de sa petite amie.

Je trouve l'histoire de sa vie bouleversante et me demande où il trouve la force de continuer à se battre.

En journée, nombreuses sont les personnes extérieures qui viennent me voir. J'en soupçonne d'ailleurs certaines de faire le déplacement plus par curiosité que par compassion. Ainsi ont pu défiler à mon chevet d'anciens camarades de classe, des collègues de mes parents, des amis de ma sœur et même une prof et un voisin… Le monde est fou.

D'autres en revanche sont aux abonnés absents. Curieusement ils appartiennent aux personnes qui comptent le plus pour moi, du moins était-ce le cas « de mon vivant ». Que sont devenus mon petit copain et mes deux meilleurs amis ? Qu'a-t-il bien pu se passer ? Lucie m'a parlé d'une soirée dont je ne suis jamais revenue... Etaient-ils avec moi ? Leur est-il arrivé malheur à eux aussi ? Sont-ils dans le même état que moi ? Ou pire... Mais si mon état est dû, comme le prétendent les médecins aux suites d'un AVC, il est statistiquement impossible que mes amis aient succombé à la même chose au même moment. D'autant qu'à notre âge, cela ne doit pas être courant.

J'essaie de rassembler des souvenirs des derniers moments passés avec eux pour y trouver de nouveaux indices mais je n'y parviens pas. Ici, à l'intérieur de moi-même, comme emmurée vive, les repères temporels m'échappent. En revanche, le peu de sens qui me reste se décuple comme pour se substituer à ceux qui ont déserté ma personne. Je reconnais mes visiteurs au bruit de leurs pas, j'entends le chariot repas avant même qu'il soit dans le couloir devant ma chambre, j'entends l'ascenseur s'ouvrir et connais même les roulements de planning des équipes médicales.

Ma mémoire est encore altérée mais il semble que cela s'arrange peu à peu. Des épisodes de ma vie d'avant me reviennent plusieurs fois par jour. Un mot, une parole de chanson, un programme télévisé, peut suffire à faire ressurgir un élément de mon passé que je range consciencieusement dans une case de ma tête, jusqu'au prochain.

9.

Aujourd'hui va être un jour « sans », cela ne fait aucun doute. La soirée d'hier a été la pire de toute ma vie ! Moi qui pensais que rien ne pourrait entacher mon bonheur de bachelière avant au moins deux ou trois mois, j'étais bien loin de la vérité. Jusqu'à 22h00 hier soir, tout allait pour le mieux dans le meilleur des mondes. Le début de soirée était plutôt sympa. Charlotte, Jordan, Alexandre et moi sommes arrivés une demi-heure après le début annoncé de la soirée. Selon Charlotte, ce choix horaire répondait à une stratégie précise : pas trop tôt sinon les gens croient qu'on attend ce moment depuis des siècles (ce qui n'est pas si loin de la réalité) mais pas trop tard non plus pour ne pas risquer de rater quoi que ce soit (ou laisser le temps à une autre fille de mettre le grappin sur le beau Léo).

Au début donc, tout se passait bien. Seul Jordan paraissait très nerveux, pour une raison que nous ignorions. Contrairement à ses habitudes, il ne participait pas à nos conversations et semblait ailleurs.

Quand nous sommes arrivés sur place, Charlotte et Alex se sont immédiatement rués sur le bar au fond de la salle pour se faire servir du punch. Jordan, en parfait gentleman, est resté à mes côtés, m'a souri, et m'a proposé d'aller me chercher un soda. Après m'avoir abandonné un très court instant qui m'a paru être une éternité, mon ami est revenu avec un diabolo pêche pour moi, un verre de punch pour lui et une assiette de tapas à partager. Heureusement qu'il était là car le moins que l'on puisse dire, c'est que Charlotte et Alexandre avaient immédiatement investi les lieux de la fête et y étaient visiblement comme des poissons dans l'eau. Tout l'inverse de moi.

Tout autour de nous, c'était l'effervescence. J'étais surprise de constater que certains de nos camarades, non diplômés étaient présents à la soirée. Je me disais que moi, ça ne m'aurait même pas traversé l'esprit. A l'heure de la soirée, si mon nom n'avait pas été du bon côté de la liste, je serais probablement prostrée sous ma couette, refusant obstinément de me nourrir et de communiquer avec quiconque.

Un tantinet jalouse, j'observais discrètement Charlotte et Alexandre à distance. Charlotte était radieuse. Elle était parvenue à se faire une place au sein du cercle très fermé de Léo et de ses amis. De temps à autres – sûrement lorsqu'elle sentait le poids de mon regard sur elle – elle me regardait en souriant et me faisait un signe de la main ou m'envoyait un baiser telle une actrice saluant son public depuis les marches du festival de Cannes. Puis elle repartait de plus belle dans un éclat de rire à l'unisson avec ses amis d'un soir.

De l'autre côté de la salle, comme aimanté au bar, Alexandre – dont, rappelons-le, la présence n'était légitimée que par la mienne – semblait avoir littéralement oublié mon existence. Il se pavanait au cœur d'un amas de bimbos décolorées à la plastique parfaite qui ricanaient à chaque mot qu'il prononçait. J'avais vraiment peine à croire qu'une seule d'entre elles ait eu son bac, même en trichant.

La soirée démarrait mal et Jordan, le pauvre, devait composer avec mon humeur massacrante. Il cherchait pourtant par tous les moyens à me divertir, me parlant de choses et d'autres, me proposant à boire, à manger, de prendre l'air et même de danser alors que l'on sait tous qu'il n'aime pas ça. Je déclinais obstinément chacune de ses invitations, lui témoignant même un certain agacement non mérité. En réalité, à chaque fois qu'il me parlait, je perdais le fil des bribes de conversation qui me parvenaient depuis le groupe de tignasses blondes agglutinées autour d'Alexandre et cela m'agaçait.

En temps normal, Charlotte aurait trouvé une solution pour mettre fin à cette situation. Elle avait toujours de la suite dans les idées. Elle aurait certainement pris Alexandre par la taille pour l'emmener loin de ces prédatrices en talons aiguilles ou aurait simulé une chute pour renverser son verre dans les cheveux parfaitement lissés de l'une d'elles… Mais pour l'heure, elle était bien trop occupée de son côté, sur un petit nuage confortable, bien au-dessus de mes problèmes de couple. Et moi j'étais là, démunie, jalouse et en colère, mais incapable d'intervenir. Charlotte m'exaspérait, Alexandre et son harem ridicule, n'en parlons pas, et même Jordan qui se mettait en quatre pour tenter de me soulager, m'excédait.

Et, alors que j'essayais vainement de tendre mon oreille possessive pour entendre ce que mon petit ami pouvait bien raconter de si drôle, Jordan, qui ne m'avait pas quittée, s'était subitement manifesté :

– Au fait Laura, je voulais te dire … Sois sympa de ne pas te moquer de moi parce que je n'ai pas préparé mon texte et l'impro… c'est pas toujours si simple… En fait, je n'avais pas prévu de te dire tout ça ce soir mais il semble que nous soyons bien partis pour être en tête à tête une bonne partie de la soirée et…

Un nouvel éclat de rire féminin à proximité d'Alexandre a contraint Jordan à faire une pause dans son discours et j'ai plongé dans la faille

– Excuse-moi Jo ! l'ai-je interrompu sans pitié en lui donnant mon verre vide à tenir, mais là, il faut que j'intervienne, il me rend folle !

Je suis allée vers mon petit ami d'un pas décidé et je devais vraiment avoir l'air mauvais parce qu'à peine arrivée au sein du petit groupe, celui-ci s'est éclaté. On aurait dit une envolée d'éperviers après un coup de fusil : les bimbos se sont dispersées aux quatre coins de la salle.

Alexandre a si bien feint l'incompréhension face à ma colère que je m'en suis presque trouvée ridicule moi-même. Il parvient toujours à me faire douter et à retourner la situation à son avantage. Comme une femme battue se sent responsable des violences de son bourreau, chez nous, ce n'est pas Alexandre le dragueur invétéré, mais moi la jalouse hystérique.

J'ai passé ma fin de soirée à faire la tête à tout le monde, même à Jordan…

10.

J'entends le chant des oiseaux. Leur mélodie joyeuse me rappelle que tout autour de moi, la vie continue. Qu'il n'y a que mon monde à moi qui a cessé d'être. Quelqu'un entre dans ma chambre et s'affaire autour de moi sans prendre la peine de me saluer. Une femme de ménage sûrement : je perçois le bruit de l'eau qui coule dans un seau quand elle essore sa serpillère. Dans ma tête, je l'associe au chant des oiseaux et m'imagine qu'il s'agit d'une cascade, que je suis là, allongée dans l'herbe bien verte, en pleine santé. Le ciel est bleu et dégagé, le soleil brille. Je me prélasse un instant avant de regagner la maison où Maman m'a préparé un bon repas. Nous déjeunons en famille. Mes grands-parents sont là aussi. Et puis Papa joue de la guitare, Lucie et moi chantons à tue-tête, Papy et Mamie applaudissent. On rit, on s'aime, c'est beau… Intérieurement, je souris.

Soudainement, comme pour me rappeler ma triste condition, la femme qui nettoie ma chambre entonne un air de Michel Berger que je mets un moment à reconnaître tant elle chante faux. Par chance, avant la fin du deuxième couplet, la star est coupée dans son élan par une autre voix féminine :

– Maryline ? Tu pourras enchaîner sur la 421 s'il te plaît ? Entrée prévue à 14H00 ».

Maryline consent et abrège mes souffrances auditives. C'est après son passage que pour la première fois depuis longtemps je me dis que le silence est d'or. Papa a raison.

Un long moment passe avant que la porte de ma chambre ne s'ouvre de nouveau. Au bruit des pas, je devine que deux personnes viennent d'entrer.

– Bonjour Laura ! C'est Diane ! Ton infirmière préférée ! Je suis avec Justine : moi je suis la gentille et elle c'est la méchante. Je suis là uniquement pour la surveiller et m'assurer qu'elle ne te fera pas trop de misères. *Un rire.* Pour une fois, aujourd'hui j'ai un peu plus de temps que d'habitude à t'accorder. L'équipe est au complet et le service n'est pas plein. Je me suis dit que c'était l'occasion de te refaire une beauté. Diane, infirmière esthéticienne pour vous servir. »

Je sens ma jambe droite se soulever, se plier puis se tendre, manipulée par des mains glaciales dans des craquements douloureux. Le mouvement est répétitif. Une fois, deux fois, trois fois puis j'arrête de compter pour concentrer mon attention sur quelque chose de bien plus agréable : tenant ses promesses, Diane a entrepris de me faire un shampoing. Le dernier en date remontant au-delà des limites de ma mémoire altérée j'imagine sans le voir l'état de mes cheveux. L'eau tiède coule le long de ma nuque, mouille le col de ma chemise de nuit et inonde le drap de mon lit. Les doigts délicats de mon infirmière massent lentement mon cuir chevelu et me font oublier la manutention de mes membres inférieurs. Je réalise même après coup que c'est à présent sur ma jambe gauche que mon bourreau s'acharne.

Pendant qu'elle me masse patiemment, Diane me parle. Comme les autres, elle pourrait choisir de se taire ou de discuter avec sa collègue, ou encore chanter, comme Maryline. Mais Diane est différente. Elle, elle a choisi de me parler à moi et de se préoccuper de mon image et de mon bien-être. Un à un, chacun des centimètres carrés de mon corps me rappelle que Justine est là avec nous dans cette pièce, s'acharnant sur un corps qui ne refonctionnera peut-être plus jamais. Pour occulter la douleur, je centralise toute mon attention sur les soins que m'offre ma bienfaitrice. Je crée mentalement une bulle de protection autour d'elle et moi, rien que nous deux.

– Voilà, j'espère que ce petit massage t'a fait du bien. Tu es toute mouillée, je suis désolée, c'était inévitable, mais ne t'inquiète pas, je vais changer tout ça avant de partir. Mais pour l'heure, je vais te laver les mains, les pieds, et te couper les ongles. Ils sont trop longs. ». Pendant la séance de pédicure de Diane, Justine fait faire à mes bras inertes de larges mouvements circulaires. Une fois le protocole achevé, elle quitte enfin la pièce en prenant soin de saluer Diane, mais toujours pas moi.

Seule avec moi, Diane entame un monologue plus personnel. J'apprends à cette occasion qu'elle est maman d'une petite fille de quatre ans qu'elle élève seule. Qu'elle a perdu il y a quelques années de cela son petit frère dans un accident de la route et qu'à la suite de ce choc terrible, elle a déclaré et combattu un cancer du sein. Elle a repris du service depuis peu. Elle se livre à moi, passe du rire aux larmes, n'impose aucune limite à son discours. Sa voix m'apaise. Diane ne m'a pas révélé son âge mais quel qu'il soit, je suis sûre qu'elle et moi pourrions être amies… Si seulement…

– J'espère que tu ne m'en voudras pas, me dit-elle, dans quelques instants, je vais devoir t'abandonner pour aller dorloter mes autres patients. Mais avant ça, je voudrais tenter quelque chose avec toi. Ton état ne me permet malheureusement pas de recueillir ton consentement et j'en suis désolée. Juste avant l'annonce de mon cancer, j'ai suivi une formation en hypnose thérapeutique, l'idée étant de mettre en pratique avec mes patients une approche différente, en dehors des sentiers battus. L'hypnose a été pour moi d'un grand soutien tout au long de mon travail de deuil. Grâce à elle, je suis en quelque sorte partie à la rencontre de mon moi intérieur et elle joue aujourd'hui un rôle primordial dans ma reconstruction. Je souhaite partager avec toi une partie de cette expérience. Je te prierai d'être indulgente à mon égard, je suis encore novice en la matière.

Durant le quart d'heure qui suit, Diane fait s'envoler mon esprit au-delà de toutes frontières. Une sensation de bien-être absolu m'envahit quand je survole mentalement d'immenses chaînes montagneuses recouvertes d'une neige à la pureté sans pareille. Ou encore lorsque je nage dans les eaux limpides d'un océan peuplé de tortues gigantesques et de raies majestueuses. Diane me procure par cette expérience un moment d'évasion hors du commun. Je sens pourtant une pointe de déception dans sa voix quand, en fin de séance, il s'avère qu'aucune réaction physique n'a pu être observée. Sûrement espérait-elle un miracle et je suis triste de ne pouvoir répondre à ses attentes.

Peut-être ne le saura-t-elle jamais, mais Diane, par sa tendresse et son dévouement m'a permis d'oublier, l'espace d'un instant ma condition pathétique et mon désespoir grandissant.

11.

Aujourd'hui, c'est le départ pour un parc aquatique. Nous allons passer le week-end complet en famille. Papa a posé une journée de congés pour ne pas écourter le séjour. Comme d'habitude, Lucie trouve l'idée « trop nase », mais maman pense que cela va nous permettre de consolider les liens familiaux. Elle sent sa fille cadette s'éloigner de jour en jour et s'imagine, un peu naïvement que sous les tropiques artificiels du site où nous allons, tout va s'arranger. Comme si Lucie pouvait prendre conscience, en un claquement de doigts, que ses parents ne sont pas si « has been » qu'elle le prétend et mettre un terme à ses écarts… Ce que ma mère n'a pas compris, ou se refuse à comprendre, c'est que ma sœur n'en est qu'aux prémices de l'adolescence houleuse qui se profile insidieusement. J'ai bien peur que mes parents ne soient pas au bout de leurs peines avec elle.

Mon oncle et ma tante viennent passer le week-end avec nous. Ils seront accompagnés de ma plus jeune cousine, Annabelle, 16 ans. Elle aussi traverse une passe délicate. Elle en fait voir de toutes les couleurs à ses parents qui ne savent plus à quel saint se vouer. Annabelle a une fâcheuse tendance à se passionner pour tout ce qui se trouve être illégal. Depuis son plus jeune âge, ma cousine est dotée d'un esprit de contradiction hors pair auquel s'ajoute aujourd'hui – son âge n'y étant pas étranger – un désir d'émancipation par le conflit.

Elle entretient une relation à distance avec un délinquant de 4 ans son aîné qui purge actuellement une peine de prison ferme pour trafic de stupéfiants. Cette condition fait sa grande fierté car dans le monde d'Annabelle, celui qui tombe est celui qui ne balance pas. Autrement dit, si son petit ami se trouve aujourd'hui derrière les barreaux d'un centre de jeunes détenus de la région parisienne, cela signifie qu'il est resté muet aux interrogatoires des enquêteurs quant à l'identité des autres membres du réseau. Il sera certainement considéré comme une star, dans un an ou deux quand il réintègrera le quartier sensible où il partage un appartement dans une tour, avec sa mère.

Annabelle, elle, ne sait pas bien ce qu'elle veut faire de sa vie. Elle rejette tout ce qui a trait à une société dite classique. Elle refuse, comme elle dit, de devenir un mouton obéissant aux règles d'une société dirigée par des ignares même pas foutus d'admettre que le cannabis présente des vertus thérapeutiques méconnues et qui s'obstinent à en refuser la légalisation. Son père, mon oncle, résigné, nous raconte tout ça en levant les yeux au ciel et en secouant la tête, presque amusé.

Je pense qu'au fond, mes parents sont rassurés de constater que malgré toutes les difficultés auxquelles ils sont confrontés avec Lucie, cela pourrait être autrement pire. Moi, je suis plus dubitative, car ma petite sœur est d'un naturel relativement influençable : le dernier qui parle a souvent raison et je ne suis pas convaincue qu'Annabelle ne lui souffle que de bonnes idées si elles venaient à se retrouver seules toutes les deux. Je vais tâcher de les surveiller de près, même si je crois Lucie, comme moi, trop trouillarde pour toucher à quoi que ce soit d'illicite.

La perspective de ce séjour me réjouit malgré tout. J'aime passer du temps avec ma famille et le cadre du parc aquatique et de ses petites maisons individuelles fonctionnelles confèrent une ambiance de détente, le temps d'un week-end.

Nous prenons rapidement nos marques et passons la journée de samedi entre la piscine et les différentes activités proposées à sa périphérie.

Annabelle, Lucie et moi allons faire une balade à cheval dans la forêt domaniale. Les paysages sont splendides et le temps est radieux. Le soleil transperce les feuillages généreux projetant çà et là de splendides puits de lumière. Pendant ce temps, mon père et mon oncle échangent des balles sur un des terrains de tennis mis à disposition de la clientèle et les femmes se prélassent. Elles ont opté pour un forfait intitulé « un moment pour soi » offrant un panel de soins et massages du visage et du corps ainsi qu'un accès illimité aux saunas et hammams. Le soir venu, nous nous retrouvons tous autour d'un repas convivial, au cours duquel Annabelle prétexte la promenade du chien pour sortir s'allumer un joint dont les effluves suffisent à nous faire tourner la tête à Lucie et à moi. Me voilà rassurée : de toute évidence, ma sœur ne se risquera pas de sitôt à essayer cette drogue.

Bien qu'ayant l'esprit visiblement troublé par les effets du cannabis, Annabelle parle beaucoup. Ses phrases sont entrecoupées de longs silences et elle perd régulièrement le fil de son discours, nous sollicitant, ma sœur et moi : « je disais quoi déjà ? » Lucie et moi, nous contentons de répéter avec discipline, la dernière phrase prononcée et Annabelle poursuit comme si de rien n'était. Sa voix est monocorde, complètement dénuée d'affect mais notre bonne éducation nous incite à écouter patiemment le monologue sans intérêt de notre cousine. Son monde et le nôtre semblent si différents l'un de l'autre.

– Quand Jeff sera sorti de tôle, on partira, lui et moi. On est des aventuriers, tu vois…. On n'est pas comme tous ces moutons. On refuse de se laisser dicter les règles. Le monde n'est pas prêt pour des gens comme nous. Lui, il a tout compris…. Il y a longtemps déjà…

Mais tu vois, il y avait un film qui parlait de ça… c'était quoi le titre déjà… je sais plus… c'est pas grave…

Mais ouais, les gens, ils savent pas, tu vois… mais le jour où ils vont capter, ça va être super chaud… ouais… parce que si ça trouve, il va être trop tard déjà, tu vois… et c'est con de se dire que… bah que nous, on savait et que les gens ils ne nous ont pas écoutés… tu vois… ou pas crus… ou les deux… tu vois, comme dans le film que j'tai dit tout à l'heure, tu vois… pareil… c'est chaud quoi…

Lorsque que nous rejoignons les parents, Annabelle a le teint pâle et marbré et les yeux injectés de sang. Bien que cela n'échappe à personne, chacun se garde de faire la moindre réflexion. Mon oncle salue ironiquement le dévouement de sa fille pour le chien et change rapidement de sujet. Mes parents, visiblement mal à l'aise, observent furtivement les yeux de Lucie dans le but d'y déceler la preuve d'une éventuelle expérimentation. Percevant leur inquiétude, je les rassure d'un discret signe de la tête et la soirée s'achève dans la joie et la bonne humeur. Le lendemain matin, nous profitons tous ensemble des nombreux bassins dont l'eau est exagérément chaude, et reprenons déjà la route du retour juste après le déjeuner.

12.

Ici, le temps s'est arrêté. Les minutes s'ajoutent aux minutes, pour devenir des heures, puis des jours. J'ai l'impression d'être là depuis une éternité, que ma vie d'avant n'a existé que dans mes fantasmes. Mon sort semble scellé : un corps inerte, posé là sur un lit et qui se fait la geôle d'un esprit condamné à perpétuité.

Le comble de ma condition est que je n'ai même pas la liberté de me donner la mort. Aucune possibilité de demander aux miens d'abréger mes souffrances. Aucun moyen de montrer combien j'apprécie les massages et les shampoings, les chansons d'Hervé, la voix de chacun des membres de ma famille, les caresses sur les mains, les baisers sur le front. Pas plus que je ne peux exprimer combien je hais les prises de sang et autres soins invasifs, toutes ces tortures pour lesquelles les soignants, me croyant insensible à la douleur s'en donnent à cœur joie et me malmènent allègrement. J'enregistre tous les prénoms et si un jour j'ai la chance de sortir de cette infâme léthargie, certains entendront parler du pays, d'autres seront chaleureusement remerciés. Dans ma tête, pour m'occuper, j'imagine mon discours à mon réveil :

« Docteur Cohen, j'ignore le nombre d'années d'études et de diplômes à votre actif. Il vous en manque un toutefois : celui de l'empathie. Ne vous inculque-t-on pas la prise en charge psychologique des patients et de leurs familles dans vos prestigieuses écoles ? Est-ce une stratégie pour vous d'utiliser un vocabulaire technique soutenu afin d'être bien certain que vos interlocuteurs n'en saisiront pas le traitre mot ?

D'où vous vient ce plaisir sadique lorsque d'un ton condescendant, vous dîtes à des parents déjà anéantis par le chagrin que le fruit de leurs entrailles est fort probablement en état de mort cérébrale ? Lorsque vous ajoutez que si la décision n'appartenait qu'à vous, aucune tentative de réanimation n'aurait été effectuée pour un cas comme le mien car elle s'assimile à de l'acharnement thérapeutique?

Enfin l'apogée de l'horreur est atteinte lorsqu'avec vos confrères vous faites référence au coût financier d'un cas comme le mien, espérant ouvertement qu'il ne perdurera pas trop et que vous feignez la compassion auprès de mes parents. Vos mots résonnent en moi à tout jamais : « La perte d'un enfant est une chose terrible qu'aucun parent ne devrait avoir à vivre, mais elle a le mérite d'ouvrir une perspective de deuil, ce qui n'est pas le cas avec l'état de votre fille ».

« Maryline, chacun des airs que vous fredonnez lorsque vous faites le ménage dans ma chambre est une insulte à la variété française et internationale, mais je vous pardonne car, comme tant d'autres, vous pensez probablement que je ne vous entends pas et au fond je crois que je préfère vos fausses notes aux silences de la plupart de vos collègues... »

« Justine, vous êtes sûrement kinésithérapeute, ergothérapeute, psychomotricienne ou quelque chose dans le genre. Vous manipulez quasi quotidiennement mon corps pour ne pas qu'il s'ankylose. Vous ne voyez visiblement en moi qu'un outil de travail, moi je dois composer avec l'effet de surprise car comme vous ne m'adressez pas la parole, je ne sais jamais à l'avance sur quelle partie de mon corps vont se poser vos mains glaciales. »

Diane, merci de me parler à chacune de vos visites. Vous vous adressez à moi comme à une amie et si mon état ne me propulsait pas à des années lumières de vous, je suis convaincue que nous pourrions l'être. Votre tentative d'hypnose Ericksonienne sur ce qu'il reste de ma personne avait probablement pour objectif une réaction physique quelconque de ma part. J'ai senti votre déception face à mon repos persistant et je suis désolée de ne pas avoir pu être à la hauteur de vos attentes. Sachez que votre objectif a tout de même été partiellement atteint puisque vous êtes parvenue lors de cette séance inopinée à me faire voyager. Je me contente désormais de ce type de plaisirs simples.

Enfin à vous Audrey, je sais que c'est votre prénom, non pas parce que vous me l'avez dit mais parce qu'un de vos collègues vous a interpellée un jour où vous vous trouviez auprès de moi. Vous ne vous adressez jamais directement à moi et pourtant c'est par vous que j'en apprends le plus sur ma propre condition, même si celle-ci présente encore des parts d'ombre pour vous aussi. Je suppose que vous êtes étudiante en médecine. Le vocabulaire que vous employez et les responsabilités qui semblent vous incomber démontrent cependant que vous n'êtes pas une novice. Chaque jour, vous venez à mon chevet, consultez des écrits, je vous entends tourner des pages, je vous sens m'observer. Vous parlez de moi comme d'un sujet de thèse et je sais maintenant que vous vous adressez à un dictaphone. En d'autres circonstances je serais assez fière d'être le personnage principal d'un écrit. Mais en l'occurrence, ce qui fait de moi votre « héroïne » fait aussi de ma vie un enfer. A chacun de vos enregistrements, vous annoncez la date. C'est grâce à cela par exemple que je sais que dans quelques jours, ce sera Noël, le premier que je ne passerai pas à la maison avec les miens. Ce Noël sera différent. Ce Noël sera sans sapin, sans cadeaux, sans chansons et sans rires. Ce Noël sera peut-être même… mon tout dernier Noël.

13.

Loin d'être enchantée par la perspective de passer la moitié de mes vacances à travailler, j'ai volontairement effectué une recherche d'emploi pour le moins cloisonnée. A la surprise générale, cette dernière s'est donc révélée infructueuse. J'ai tant et si bien feint la déception que mes parents, pris de pitié, m'ont chacun dégoté quinze jours de job d'été chez leurs employeurs respectifs. Mon mois de juillet va donc être scindé entre de la préparation de commandes de denrées alimentaires surgelées durant la première quinzaine et le classement d'archives bancaires durant la seconde. Mes parents, ces bourreaux ...

Mon tout premier jour de vie professionnelle est une véritable calamité. Comme on est en plein été et que les températures extérieures avoisinent les 30°C, je suis vêtue en conséquence : pantacourt et débardeur à fines bretelles. Très adapté pour se rendre à la piscine, mais ici, je suis la risée de mes nouveaux collègues. On m'affuble très vite d'une doudoune bleu marine taille XXL (la seule disponible au prêt) floquée du logo de la société, et d'une paire de gants. Je décline poliment la généreuse offre de prêt de bonnet de laine bordeaux qui, à en juger par son état général, a dû être porté par différentes personnes sans pour autant être lavé à chaque fois qu'il le méritait. Mon uniforme enfilé, on me présente mon lieu de travail : un igloo ; une gigantesque chambre froide dans laquelle la température ne doit jamais excéder les - 18°C. Cette fois, c'est officiel : je vais mourir. J'ai promis à Maman que je donnerai le meilleur de moi-même… Note pour plus tard : toujours réfléchir avant de promettre ou … ne jamais rien promettre… Maman travaille dans les bureaux quelques étages au-dessus de moi mais les jobs d'été de bureau dans cette boîte sont occupés par ceux et celles qui s'y sont pris à temps. Ça m'apprendra.

Mes compagnons de galère sont charmants au demeurant.

Sylvaine, dont la dentition ressemble au clavier d'un vieux piano, est la plus ancienne de l'équipe. Le mois dernier, elle a atteint son objectif professionnel suprême : elle a été promue manager. Une cinquantaine d'euros supplémentaires sur le salaire mensuel, un nouveau blouson (rouge celui-ci pour la différencier des autres) et la responsabilité de la prise en charge des contrats temporaires comme le mien. Sylvaine prend visiblement ses nouvelles fonctions très à cœur. Dès le premier jour de mon court contrat, elle m'attendait devant la porte du hall de mon calvaire, les bras croisés sur sa poitrine absente. J'ai fait preuve d'une grande maîtrise pour ne pas éclater de rire devant ses allures de videur de boîte de nuit. Je me suis contentée d'un timide « désolée » quand elle a tapoté sa montre de son index pour me signifier que j'avais une minute et vingt secondes de retard.

Charly, lui c'est l'ouvrier modèle. Toujours le premier arrivé et le dernier parti. Il a à peu près le même sourire que sa supérieure hiérarchique, je pense que c'est à cause du froid. Pourvu que mes dents survivent à ces deux prochaines semaines. Difficile à vérifier mais je parie qu'à eux deux, Sylvaine et Charly ont l'équivalent numéraire d'une dentition standard. Par chance, Charly sourit peu. Il ne parle pas non plus. Il se contente de hocher la tête pour dire bonjour, idem pour au revoir ou merci. A ma connaissance, il ne dit rien d'autre.

Enfin, le troisième et dernier esquimau de l'équipe, c'est Jojo. Je ne sais pas quel est son véritable prénom. Moi, je le surnomme en secret « Jojo la science » parce qu'il a des théories sur absolument tout. Elles sont toutes plus idiotes les unes que les autres mais le bon côté, c'est qu'avec « Jojo la science », on ne s'ennuie jamais. Il parle en permanence, de tout et de rien, raconte n'importe quoi et ce n'est pas Charly qui va le contredire ! Dans ce petit monde de glace, chacun occupe son poste, chaque jour, comme un automate, et cela semble convenir.

A l'issue de ces deux semaines polaires, qui sont malgré tout passées relativement vite, mes lèvres sont gercées par le froid, mon nez n'arrête pas de saigner à cause des différences brutales de température mais mes canines sont intactes. Maman est fière de moi et théoriquement, le second job d'été devrait être plus confortable.

Après un court week-end de transition, je troque ma doudoune et mes chaussures de sécurité contre un tailleur noir et des escarpins, de quoi déclencher un dédoublement de la personnalité. Je ne me sens pas beaucoup plus à l'aise mais au moins, je ressemble à une fille et je ne suis pas frigorifiée. Et puis je dois être attentive car la moindre fausse note de ma part alimenterait durant des semaines les langues de vipères à l'affût. Dans ce monde impitoyable, je dois me comporter « comme une fille de directeur de banque ».

Mes deux semaines à l'agence passent vite aussi. Je ne vois pour ainsi dire personne à part Emilie, la fille de Catherine, une collègue de Papa. Apparemment, Emilie n'a pas reçu les mêmes consignes vestimentaires que moi : gothique, elle est habillée en noir de la tête aux pieds, porte un bracelet à clous, une énorme croix catholique montée à l'envers sur une chaine en argent à gros maillons et des boucles d'oreilles représentant des têtes de mort ornées de pierres rouges dans les orbites. Ses énormes rangers sont renforcés au bout par des coques argentées et elle porte des lentilles qui modifient ses pupilles, les rendant semblables à celle d'un chat. Dracula n'a qu'à bien se tenir.

Contrairement aux apparences, Emilie est plutôt sympathique et joviale. Ce job n'aurait pas été le même sans elle. Je sais pour autant que nous ne maintiendrons aucun contact à l'issue de ces quinze jours. Nous sommes trop différentes l'une de l'autre, même si elle me fait bien rire avec ses histoires de famille : elle critique sans arrêt son beau-père en raison de ses jugements de valeur à son encontre, me dit qu'elle fait régulièrement des rêves dans lesquels elle lui arrache de sang-froid, un à un chacun des organes vitaux. En ce qui concerne sa mère, Emilie ne comprend pas pourquoi elle refuse obstinément de la laisser installer un cercueil dans sa chambre pour y dormir comme les vampires. Je l'écoute avec beaucoup d'attention, m'efforçant de retenir les mimiques qui trahiraient ma pensée : je ne suis pas psy, mais il me semble qu'une petite thérapie ne serait pas superflue.

Les deux semaines sont passées. Mon travail à la banque était à peu près aussi intéressant que les théories de Jojo la science. En guise d'adieu, Emilie m'adresse un « salut » si dénué d'émotion qu'il aurait tout aussi bien pu être adressé à son chauffeur de bus ou à sa tortue de terre.

Le point très positif de ce mois de juillet achevé est qu'à mi-parcours de mes vacances, j'ai obtenu un pécule qui va me permettre de profiter pleinement de la deuxième mi-temps. La leçon à tirer de cette première expérience professionnelle : travailler à l'école le mieux et le plus longtemps possible afin de se garantir un poste occupé par choix et non par dépit.

14.

« 24/12/2016 soit J90 de l'accident.

La patiente « L » présente toujours le même état. L'examen indique que les réflexes sont conservés mais non contrôlés. A ce jour, ignorons si « L » ressent le toucher et la douleur en raison des lésions repérées à la moelle épinière. L'imagerie indique une lésion étendue du tronc cérébral. Pupilles réactives à stimulation lumineuse mais absence totale de mouvements des yeux. Trachéo en place. « L » présente de nombreux symptômes faisant référence à un LIS à l'exception de l'ouverture spontanée des paupières et des mouvements oculaires verticaux. Synthèse prévue après-demain avec Cohen, neurologue, en vue d'un transfert sur demande familiale pour rapprochement du domicile si aucun changement d'ici-là. Nota bene pour synthèse : se pourrait-il qu'il s'agisse d'un cas rarissime de LIS associé à tétraplégie momentanée ou permanente ? »

Audrey parle vite. J'essaie de mémoriser chacun des termes qu'elle emploie pour tenter de les analyser par la suite. Elle coupe son dictaphone et ajoute plus pour elle-même que pour moi : « Pauvre gamine... J'espère sincèrement pour toi que ta conscience n'est pas intacte et que tu ne vis pas tout ça de l'intérieur sans pouvoir réagir. Tu parles d'un joyeux Noël ».

L'espoir me gagne. Si Audrey envisage et creuse cette éventualité, ils vont forcément chercher et trouver une solution pour y répondre. Pourvu qu'on ne lui coupe pas les ailes. Pourvu qu'on la laisse expérimenter quoi que ce soit mais quelque chose. Pourvu que cela aboutisse. Mon excitation intérieure redescend aussi vite qu'elle est apparue. Et si personne ne la croyait. Combien de temps devrai-je attendre avant de mourir. Combien de temps avant qu'un de mes proches ait le courage de me débrancher pour mettre fin à mes souffrances. Et pire, si personne ne le fait, quelle est mon espérance de vie ? Quelles sont mes chances de contracter une pathologie mortelle qui me délivrera ?

C'est Noël. Papa, Maman et Lucie sont là. Papa me dit qu'ils ont installé un petit sapin synthétique orné d'une guirlande lumineuse dans un coin de ma chambre. Bien sûr je ne le vois pas, mais je l'imagine et cela me touche. Maman ne me parle pas, elle pleure et cela me fend le cœur. Lucie, elle, à mesure des visites, a appris à me parler naturellement et même à me poser des questions parfois, comme si je pouvais y répondre.

– Tu as vu ? Il neige ! Toi qui as toujours rêvé d'un Noël blanc, tu es contente ? ». Chacune de ses questions est suivie d'un silence, au cas où...Pauvre Lucie...

J'imagine l'ambiance à la maison depuis mon « départ », ça doit être follement gai.

Maman dit qu'elle descend boire un thé à la cafétéria et Papa dit qu'il l'accompagne. J'entends la porte de ma chambre s'ouvrir et se refermer sur les sanglots de Maman. Lucie s'approche de moi : « T'inquiète pas, Papa et moi on s'occupe bien d'elle. Et puis elle voit un psy depuis la semaine dernière. Pour l'instant, ça ne change pas grand-chose, on verra bien... Ils m'ont proposé d'en voir un moi aussi, ils disent que ça fait du bien de parler. Mais moi je préfère parler avec toi, même si tu manques un peu de conversation ces derniers temps. Ta pétasse de copine Charlotte a encore essayé d'appeler Maman mais elle n'a pas décroché. Comme d'hab. Alors elle a laissé un message d'une heure sur le répondeur. Elle supplie les parents de la laisser venir te voir. C'est mort ! Papa ne flanchera pas, quand il dit non, c'est non ».

Je ne comprends pas. Pourquoi Charlotte doit demander l'autorisation à mon père pour venir me voir ? Et pourquoi ma famille y est-elle opposée ? Pourquoi Lucie la traite de pétasse ? Et pourquoi ma mère refuse de lui répondre au téléphone ? Charlotte a toujours été appréciée de ma famille. Pourquoi ce revirement soudain ?

La porte de ma chambre s'ouvre et je reconnais le bruit du fauteuil roulant d'Hervé. La voix de Lucie me chuchote à l'oreille droite :

– Tiens, voilà ton amoureux et sa guitare, c'est l'heure de la sérénade, puis plus fort, Tiens ! Salut Hervé ! J'allais justement rejoindre mes parents à la cafet' ! Je vous laisse tous les deux !

Aujourd'hui, Hervé n'a pas le moral.

– Salut Laura. Tu ne connais pas la dernière ? J'ai laissé traîner une oreille à côté de la salle de réunion des docs. Ils veulent te transférer dans un autre hôpital. Apparemment ce serait pour la semaine prochaine. Pfff, tu parles ! ça doit bien les arranger de libérer un lit dans le service. Il y a vachement de demandes : ce sont les meilleurs. J'ai regardé sur internet, ils sont « number one » sur le podium. Celui où ils veulent t'envoyer, lui, il est au pied du podium, en quatrième position. J'ai entendu que la demande venait de ta famille parce que ça leur fait loin pour venir te voir tous les jours. Je pensais qu'ici ils ne seraient pas d'accord mais Cohen a dit qu'il n'y voyait pas d'inconvénient parce que ton état est stabilisé.

STABILISE ? Au sens propre, c'est un doux euphémisme. Mais pourquoi m'envoyer dans un service dont je n'aurai rien d'autre à attendre que la mort ? La vérité s'offre à moi, impitoyablement, la réponse se trouve dans la question.

15.

Le mois d'août s'annonce plus divertissant que le précédent. Certes, il pourrait difficilement l'être moins, mais c'est enfin pour moi le début des vacances, les vraies. Au programme : une semaine en Normandie à voguer entre grands-parents paternels, maternels et autres cousins cousines. Une semaine en Italie dans une villa en location qui d'après les photos du site devrait parfaitement me convenir. Et pour finir, un séjour en Bretagne, tout d'abord en tête à tête avec Alexandre, puis, dans un second temps, Charlotte et Jordan nous rejoindront. Nous rentrerons tous ensemble à la fin du mois, batteries rechargées, prêts à attaquer une nouvelle année scolaire sous le signe des études supérieures.

En l'espace d'un mois seulement, je vais passer du temps avec toutes les personnes qui comptent le plus à mes yeux. Un condensé d'amour sur fond de bord de mer.

Le train qui m'emmène à Caen est bondé. Papa m'a emmenée en voiture jusqu'à Paris. N'étant pas adepte des transports en commun, je ne m'y suis pas opposée. Je n'ai jamais su me repérer dans le métro ou le RER et l'idée du nombre de mains sales qui ont dû se poser là où je pose les miennes me donne à chaque fois le vertige. Je suis pourtant loin d'être maniaque mais dans le métro, c'est plus fort que moi.

Assise dans le wagon du TGV, j'observe tour à tour le paysage qui défile derrière la vitre et les visages de mes co-voyageurs. A mesure que le géant de fer s'éloigne de la capitale, le ciel prend une teinte moins grisâtre. Est-ce la pollution parisienne qui s'estompe ? Ou s'agit-il d'un pied de nez de la nature aux mauvaises langues ? Non le ciel normand n'est pas toujours chargé de pluie.

Ma voisine de siège est une adorable mamie fluette qui me fait penser à la mienne. Elle n'a pas bougé d'un millimètre depuis le départ du train. Ses yeux vert clair fixent un point imaginaire droit devant elle. Ses mains sur lesquelles le temps qui passe a laissé son empreinte tiennent vigoureusement un sac à main de cuir beige posé sur ses genoux. Comme la quasi-totalité des passagers, elle semble comme hypnotisée. Notre train en croise un autre dans un brouhaha métallique qui sort ma voisine de sa somnolence dans un sursaut. Nos regards se croisent, je discerne chez elle un très léger sourire que je lui rends timidement avant de détourner les yeux.

A ma droite, un rasta prend sa cuisse pour un djembé en y battant le rythme du son de reggae distillé par son lecteur MP3. Les paupières closes, lui aussi semble dans son monde. Il tourne la tête à droite et à gauche faisant voler ses dread locks en se mordillant la lèvre inférieure.

Quelques sièges plus loin, face à moi, un homme en costume impeccable grignote nerveusement la gomme d'un critérium tout en observant avec attention l'écran du PC posé face à lui sur la tablette.

Derrière moi, une maman tente vainement de distraire deux bambins turbulents et se confond en excuses à chaque coup de pied envoyé dans le dossier de mon siège. Je réponds à chaque fois que ce n'est pas grave, poliment, comme on me l'a appris. La vérité, c'est que ça commence à me taper sur le système mais que je suis contrainte de composer avec, puisqu'il n'y a apparemment pas d'autre place disponible à bord du wagon. Alors je prends une profonde respiration et m'encourage intérieurement « une heure dans une vie, ce n'est rien ».

En descendant du train, j'aperçois immédiatement mes grands-parents paternels. Ils se tiennent debout à côté d'une pancarte publicitaire sur laquelle un sublime mannequin exhibe son torse nu et glabre. Eux ne m'ont pas encore repérée. Ils cherchent pourtant ardemment à percer la foule du regard à la recherche de leur petite fille. Quand enfin ils me voient, leurs visages s'illuminent.

Arrivée à leur niveau je prends tour à tour mes grands-parents dans mes bras, m'adonnant à ce rituel qui, à chaque fois me donne l'impression d'être toujours une toute petite fille.

– Où est Lucie ?

– Tu connais ta sœur, elle a préféré rester dans la voiture avec son ami, me répond mon grand-père en mimant avec ses doigts l'utilisation d'un smartphone, ils sont inséparables tous les deux. D'ailleurs, il me semble qu'elle a passé davantage de temps avec lui qu'avec nous depuis qu'elle est arrivée ajoute-t-il, une pointe de tristesse dans la voix.

Lucie est arrivée une semaine avant moi. Nos parents, s'ils l'avaient pu l'auraient envoyée en Normandie dès le début des vacances scolaires. Ils s'inquiètent de ses fréquentations et l'en éloignent dès qu'ils en ont l'occasion. A l'approche de l'adolescence, ils sentent leur fille cadette leur échapper peu à peu et cela les peine beaucoup. Mon adolescence à moi a été plutôt « cool » je crois. Quand la communication se rompait entre mes parents et moi, j'allais bouder dans ma chambre et ce, jusqu'au repas suivant. Là, nous nous retrouvions tous à table en famille et chacun faisait comme si de rien n'était. C'était toujours comme ça entre nous. Avec ma petite sœur, c'est différent, ça l'a toujours été. Lucie est une boule de sensibilité, une passionnée, une écorchée vive. Elle vit sa vie à 400% : elle n'est pas heureuse, elle est euphorique, elle n'est pas tristounette, elle est désespérée. Elle est capable d'un amour sans bornes et d'une haine incommensurable. Elle ne connaît pas la demi-mesure et se refuse à en concevoir l'existence. Du haut de ses 14 ans, elle est déjà farouchement déterminée, jusqu'au boutiste et quelque part, je dois bien l'admettre, elle force mon admiration. Moi qui suis incapable de prendre la moindre décision sans en envisager les conséquences les plus improbables. *J'y vais, je n'y vais pas, j'y vais, je n'y vais pas... Allez j'y vais ... Oh je n'aurais pas dû y aller...*

Dans la voiture, en route pour le pavillon, nous discutons, nous rions. Je sens chez mes grands-parents, au-delà du plaisir véritable de m'avoir retrouvée, une once de soulagement de ne plus être seuls avec ma sœur. Je sais que le quotidien avec Lucie n'est pas toujours simple et qu'elle n'y met pas souvent du sien. Je sais aussi que bien qu'ils s'efforcent avec succès de ne pas faire de différences visibles, je suis un peu la « chouchoute ». Je suis leur première petite fille et ils m'ont eu en garde alors que je n'étais encore qu'un nourrisson. Les années passant n'ont fait que nous rapprocher et la distance géographique qui nous sépare désormais n'a pas eu raison de notre solide relation, bien au contraire.

Mes grands-parents sont horrifiés lorsque je leur dresse le tableau de mes collègues du mois de juillet, Lucie, elle, pleure de rire devant mes imitations exagérément caricaturales de chacun d'entre eux.

Lorsque Papy serre le frein à main de sa voiture gris métallisé devant leur petit pavillon aux volets bordeaux, je me sens immédiatement en osmose. Ici, l'atmosphère apaisante m'enrobe comme une couverture confortable. Ces lieux, je les retrouve à chaque fois avec la même émotion.

Traînant derrière moi mon imposante valise à roulettes couleur prune, je passe le portail grillagé fraîchement repeint par mon grand-père. Nous traversons ensemble la petite cour cimentée qui mène à la porte d'entrée. En ouvrant cette dernière, Mamie peste contre sa voisine d'en face qui, depuis sa salle à manger, observe derrière ses voilages grisâtres le moindre mouvement du quartier. Ma main caresse au passage les deux coccinelles en céramique accrochées à la façade et nous entrons. Je m'immobilise un instant dans l'entrée pour m'imprégner de ces lieux si familiers.

Cette maison, qui nous a vu grandir ma sœur et moi représente à mes yeux un puits de souvenirs. Si les murs ont des yeux, des oreilles et une mémoire, alors ils sont ici un véritable disque dur de mon enfance. Il y en a eu en leur sein des rêves, des jeux d'enfants, des dizaines et des dizaines de lignes d'écriture, des poésies récitées, des tartines de pain frais à la crème fraîche et aux fraises préparées sur un coin de toile cirée, des parties de nain jaune et de belote, des repas de famille accompagnés de Tino Rossi qui chante noël sur un vieux tourne disque… Je sens encore la bonne odeur de veau aux carottes de Mamie, celle des croque-monsieur de Papy quand il prétextait leur préparation pour ne pas nous accompagner à la messe du samedi soir.

Je dépose ma valise dans la chambre du fond qui a été autrefois celle de mon père. J'aime à l'imaginer ici, étudiant en droit, révisant pour ses examens entre deux entraînements d'aviron.

Je rejoins mes grands-parents et Lucie dans le jardin situé à l'arrière du pavillon. Mon grand-père arrose son pêcher en s'amusant du jeune merle qui vient quotidiennement profiter d'une douche gratuite. Il tourne infatigablement autour du petit tronc en secouant ailes et queue pour y faire couler l'eau du jet. Mamie s'est installée sur un fauteuil jaune de camping à l'ombre d'un pommier du Japon en fleurs, elle feuillette un magazine. Lucie est assise sous le noisetier immense et s'amuse à diffuser des selfies sur les réseaux sociaux.

Ici, le temps semble s'être figé. Ca sent bon les fleurs de rocaille et la rhubarbe du potager.

A cet instant précis, sans vraiment pouvoir l'expliquer, je me sens mélancolique. J'appréhende le moment où tout cela n'existera plus que dans mes lointains souvenirs. Mes yeux picotent et je m'en veux de ne pas être capable de profiter tout simplement de l'instant présent. Les gens comme moi ne sont jamais vraiment heureux.

Mes grands-parents se mettent en quatre pour nous faire plaisir. Ce qui est drôle, c'est qu'ils cherchent à nous occuper à tout prix comme si nous n'étions encore que des enfants alors que nous pourrions maintenant nous contenter d'être juste avec eux. Alors, ils nous emmènent au parc animalier pour y donner du pain sec aux petites chèvres, papy regonfle les pneus des vélos, huile les roues de nos rollers même s'il leur manque plusieurs pointures pour nous aller, et mamie ressort du placard sa boîte de mercerie remplie de boutons à coudre avec laquelle, petites filles nous jouions Lucie et moi des heures durant. Toutes ces attentions me font rire autant qu'elles exaspèrent Lucie.

Le troisième jour, je vais voir mes grands-parents maternels. Ils habitent dans la campagne profonde Normande. Là aussi le temps semble s'être arrêté ... Il y a une éternité. Autrefois, dans ce petit village qui ne compte aujourd'hui que 700 habitants, il y avait eu quelques commerces. Aucun ne subsiste aujourd'hui. Pas même un café ! Une église et son cimetière, un ancien lavoir et ses grenouilles, des champs de blé et de maïs, et de vieilles maisons de pierre parmi lesquelles, celle de mes grands-parents. Ornée de fleurs multicolores, passion de ma grand-mère, elle a même été photographiée et mise en cartes postales.

Là, je retrouve ma famille maternelle : grands-parents, oncles, tantes et cousins. Comme il est rare que nous soyons réunis au même endroit et au même moment, nous nous repassons en souvenir le film de notre enfance : les déguisements glanés dans les vieilles malles du grenier, le buste en pierre posé au sol dans le couloir et qui nous fichait la trouille, le lapin à la moutarde que l'on dégustait sans réaliser qu'il s'agissait de celui que l'on avait caressé la veille dans son clapier, les poules à qui l'on faisait manger des myrtilles préalablement trempées dans du calvados de contrebande aussi fort que de l'alcool à brûler pour les voir ivres et titubantes.

Et puis ... c'est déjà l'heure de se quitter... Encore une fois... J'ignore pourquoi mais là aussi, les « au revoir » ont des airs d'adieux et m'emplissent de tristesse. Comme si je réalisais pour la première fois que les miens ne sont pas éternels et qu'un jour viendra où l'on se dira au revoir pour la toute dernière fois.

Le chapitre « Normandie » se poursuit avec des balades à vélo, de longues marches en bord de mer, un moment d'égarement au casino durant lequel Lucie, mineure, est contrainte de nous attendre sur la plage, des plateaux de fruits de mer fraîchement pêchés, des lasagnes inimitables et bien entendu, des larmes sur le quai d'une gare.

Et encore et toujours cette abominable perspective : Et si cette fois était la dernière fois. Lucie et moi rentrons à la maison, l'autre maison.

A mon retour, j'ai le cœur lourd. Sans vraiment pouvoir l'expliquer, je me sens d'humeur maussade. Moi qui n'ai jamais été sujette à des appréhensions de mort – ni de la mienne, ni de celle de mes proches – je me retrouve subitement hantée par cette idée. Plusieurs fois par jour, mes pensées m'échappent et vagabondent dans ces contrées morbides. Le soir, l'angoisse se fait plus lourde encore ; comme si mes pensées s'obscurcissaient au même rythme et avec la même intensité que le ciel à la nuit tombante. Plusieurs fois dans la nuit, je me réveille en sursaut, transpirante et le souffle court. Je vois le jour qui se lève comme une libération. La journée ça va mieux. D'autant que Charlotte, à qui j'ai confié l'existence de ces « crises d'angoisse » nous a prévu un emploi du temps de ministre. D'après elle, le meilleur moyen d'éviter les mauvaises pensées est de ne pas penser. D'une logique imparable, elle ne m'accorde pas une minute de répit et force est de reconnaître que sa technique se révèle assez efficace.

16.

Il me semble avoir beaucoup trop dormi. Mais comment pourrais-je le savoir en réalité ? Je suis probablement sédatée. J'entends souvent les infirmières manipuler des choses à côté de moi. J'imagine qu'un tas de produits traversent mes veines par le biais de perfusions. Je ne saisis pas bien l'intérêt de prescrire des calmants à un légume mais cela expliquerait cette sensation d'avoir du coton à la place du cerveau.

Ma porte s'ouvre. Deux personnes entrent. L'une d'elles traîne un peu les pieds. Un silence… Puis une voix féminine : « Tiens, prends le tabouret si tu veux ». Puis une deuxième, masculine celle-là : « Non, prends-le toi. Je préfère rester debout pour le moment. Mon cœur explose.

Papy, Mamie, pardonnez-moi.

– Seigneur tout puissant, pourquoi nous infliger une telle souffrance ?

Ma grand-mère s'adresse à son Dieu en prenant ma main gauche. Papy, lui, tient ma main droite entre les deux siennes, charnues, puissantes, mais aujourd'hui si tremblantes. Il reste silencieux. Seuls ses sanglots pudiques me parviennent. Jamais je ne l'avais vu pleurer. Alors que Mamie continue à prier tout bas, mon grand-père s'adresse à moi.

– Ma pauvre bichette. Pourquoi toi ? Pourquoi si jeune ? Tu as des tas de choses à découvrir encore. La vie est belle tu sais. Elle est pleine de surprises. Tu n'es encore qu'une enfant…

Un jour, alors que tu n'étais encore qu'une toute petite fille, tu m'as fait une promesse. Tu as saisi mon visage entre tes deux petites mains potelées, tu m'as regardé droit dans les yeux et très sérieusement, de ta toute petite voix tu m'as dit *« Tu sais Papy, un jour quand je serai grande, je tomberai amoureuse d'un garçon très beau et très gentil. Lui aussi il sera fou amoureux de moi. Et comme on s'aimera très très fort, on se mariera. J'aurai la robe la plus jolie du monde »*. Je t'écoutais avec attention. Ton discours prêtait à sourire parce que tu étais haute comme trois pommes. Mais ce jour-là tu as fait fondre mon cœur lorsque tu as ajouté : « *Quand on ira faire la fête avec tous les invités, la première danse, celle que tout le monde attend, ce n'est pas avec mon amoureux que je voudrai la faire, c'est avec toi mon Papy.* ». Cette promesse-là Laura, je ne l'ai jamais oubliée. Tu étais tellement mignonne, et si déterminée pour ton jeune âge. Cette première danse ma chérie, je veux te l'accorder… *Sanglots…* Je t'en supplie, laisse-moi te l'accorder. Réveille-toi, vis, grandis, trouve l'amour et dansons.

Oh mon Papy, si tu savais comme je t'aime, je donnerais tout pour te serrer dans mes bras. Tu es le meilleur grand-père du monde. Si un jour je me réveille de ce cauchemar, je tiendrai ma promesse. Je te la consacrerai cette première danse, et même la deuxième. On dansera c'est promis, jusqu'à en avoir le souffle coupé. Et tu porteras un beau costume, et moi une robe de princesse, et tous les invités nous acclameront.

Mamie est toujours en train de prier, je l'entends égrainer les perles de son chapelet tout en invoquant infatigablement ce Dieu en qui je ne crois plus. Mes yeux sont clos et secs mais mon cœur sanglote.

Papy, mamie, pardonnez-moi, je suis tellement désolée...

17.

Mes nuits sont toujours chargées de démons mais les journées passent à toute vitesse et en un rien de temps, c'est le jour du départ en Italie. Là-bas, tout s'apaise. L'optimisme et la joie de vivre qui me caractérisent se réapproprient progressivement la « Laura » qu'ils avaient désertée.

Durant l'interminable voyage en voiture qui nous emmène jusqu'à ce beau pays, nous ne parvenons pas à nous mettre d'accord sur les conditions dans l'habitacle : le soleil de plomb sur la carrosserie noire rend la chaleur insupportable. Quand il a trop chaud, Papa s'endort au volant, mais la climatisation donne la migraine à Maman, les fenêtres ouvertes font graisser les cheveux de Lucie, et je refuse de prendre le volant car je veux écouter ma propre musique. Papa a la main sur la radio et a décrété que Joe Dassin accompagnerait musicalement la majeure partie de ce long voyage.

Une fois arrivés sur place, la découverte de la sublime villa et de sa piscine privative nous fait oublier les désagréments du trajet. Lucie et moi investissons immédiatement les lieux en piquant une tête. La température de l'eau est idéale. Papa et maman font un état des lieux avec une personne de l'agence de location et défont les valises.

Nous découvrons pour la première fois ce pays magnifique. Les locaux, à l'accent chantant, nous accueillent chaleureusement. La villa est si agréable et les températures extérieures si élevées que nous sortons peu. Nous visitons quand même Venise et nous délectons de ses canaux, ses gondoles, sa basilique et ses toits rouges. Durant toute la durée du séjour, chacun de nous donne le meilleur de lui-même. Un moment de trêve, de bonne humeur spontanée, des vacances qui font du bien. Même Lucie semble apprécier ces moments privilégiés en famille, ce qui ne semblait plus être le cas pour elle depuis plusieurs mois. A chaque repas nous laissons libre cours aux discussions à bâtons rompus et aux rires.

C'est aussi l'occasion pour nos parents de pointer du doigt les sujets difficiles à aborder au quotidien : on parle d'amour, d'avenir, de drogue. Ils font état de leur rôle de parents et des difficultés qu'ils rencontrent à le tenir du mieux qu'ils peuvent. Pour la première fois Lucie et moi envisageons leur point de vue et même si nous ne le montrons pas trop sur le moment, nous nous faisons toutes les deux la promesse le soir venu d'essayer de leur faciliter la tâche au quotidien.

Un soir, au cours du repas, Lucie demande à mes parents :

– Papa, Maman, elle s'est faite comment votre rencontre à vous ?

– Eh bien vous voyez les filles, répond mon père sans la moindre hésitation, chaque année, un bal était organisé dans mon village. Tous les jeunes gens attendaient ce moment avec impatience. Moi, je m'y rendais avec mes copains de lycée. Cette année-là, votre maman avait eu la permission de sortir et elle est venue à ce même bal avec ses copines. Lorsque je l'ai vue arriver avec sa robe de satin ornée de petites têtes de Pierrot…

Mon père est contraint d'interrompre brièvement son discours parce que Lucie et moi pouffons de rire à l'évocation de cette robe que nous avons souvent vue dans le grenier de notre grand-mère et utilisée comme déguisement rétro.

Bon public, et ouverte à l'autodérision, Maman se défend immédiatement :

– On ne se moque pas les filles ! J'étais à la pointe de la mode à l'époque, et regardez, ajoute-t-elle en désignant mon père, la magie de Pierrot a opéré !

Papa reprend

– Et je ne sais pas… Quand je l'ai vue, j'ai tout de suite su que c'était elle : la femme qui aurait le courage de me supporter et qui m'offrirait deux merveilleuses petite princesses.

Lucie ne s'attarde pas sur le côté fleur bleue du discours de Papa et enchaîne sur sa deuxième question :

– La plupart des gens de mon âge doivent se partager entre leurs deux parents divorcés. Aujourd'hui, c'est presque une tare de vivre avec ses deux parents… Je sais pas, vous êtes un peu comme…

– Des extra-terrestres ? demande Papa en mimant des antennes sur son front avec ses index ?

Lucie rit

– Ouais c'est un peu ça

Papa reprend son sérieux.

– Tu sais Lucie, la vie n'est pas simple, elle ne l'est pour personne. Elle représente un long chemin semé d'embûches. Lorsque tu as la chance de rencontrer la personne qui franchit avec toi les obstacles, qui t'aide à te relever quand tu n'as plus la force d'avancer et qui te prouve jour après jour la force de son amour… Alors tu sais qu'il te faudra tout faire pour conserver cette perle rare.

De tout mon cœur, je vous souhaite à l'une comme à l'autre de trouver un jour votre alter ego, comme votre maman et moi nous sommes trouvés l'un l'autre. Mais pas trop tôt quand-même, vous avez le temps hein, ajoute-t-il en souriant.

Lorsque la bonne personne se présentera à vous, il n'y aura pas de place au doute : vous saurez…

Et pour répondre à ta question, je ne sais pas pourquoi tant de couples se séparent de nos jours. La raison leur appartient. Mais en ce qui nous concerne, il ne s'agit ni d'efforts ni de concessions, mais d'une évidence. »

Est-ce qu'Alexandre est mon alter ego ? Saura-t-il m'aider à franchir mes obstacles et moi les siens ? Rien n'est moins sûr…

La maison comporte suffisamment de chambres pour que nous ayons chacune la nôtre, mais Lucie et moi avons fait le choix d'en partager une. A la maison, en France, nous ne dormons jamais ensemble mais ce séjour est aussi l'occasion pour nous de nous rapprocher. Nous discutons parfois jusque tard dans la nuit et nous livrons l'une à l'autre. Je fais part à Lucie des écarts de conduite d'Alexandre, de ma jalousie accrue et en retour, elle me raconte des anecdotes de collège, ses histoires de copines, de profs, et me parle même d'un garçon de sa classe qui ne la laisse pas indifférente.

Cette semaine en Vénétie m'apporte les ressources familiales nécessaires à mon équilibre et à mon retour en France, peurs, cauchemars et angoisses ne sont plus qu'un lointain souvenir.

18.

« 28/12/2016 – 9h38

Toujours aucune évolution depuis les derniers examens. Transfert de la patiente confirmé. Obtention avec difficulté d'un délai supplémentaire. Transfert prévu le 15/01. Cohen pense que critères Locked In Syndrom non reconnus. Pour moi, le doute subsiste. Il ne me reste que 15 jours pour le démontrer car une fois le transfert effectif, je n'aurai plus la main, et la patiente ne sera plus prioritaire pour exam neuro et imagerie. »

Mon niveau d'anglais et très relatif mais j'ai tout de même dépassé de 2 points la moyenne au bac. D'après moi, « Locked In Syndrom » doit vouloir dire quelque chose comme syndrome d'enfermement, ce qui correspond assez bien, pour ne pas dire très précisément à ce que je vis depuis plusieurs mois maintenant. Jusqu'à présent, Audrey n'avait utilisé que le sigle LIS, et j'ai eu beau chercher, je ne trouvais pas à quel terme il pouvait bien correspondre. Je n'ai d'ailleurs pas envisagé une seconde qu'il pourrait s'agir d'un nom anglais ou américain.

Ce qui me réconforte, c'est que si la pathologie dont je souffre porte un nom, on peut imaginer que des traitements existent ou sont en cours d'élaboration. Il y a forcément, dans ce vaste monde, des tas de chercheurs qui travaillent d'arrache-pied pour développer les connaissances du Locked-in syndrome et la manière d'en sortir. S'il y a un « in » il y a forcément un « out ». C'est fou comme un terme dont j'ignorais l'existence il y a encore quelques minutes fait subitement partie intégrante du semblant de vie qu'il me reste.

Enfin, il reste à prouver que le diagnostic soit exact, car d'après ce que j'ai pu saisir sur le sujet, les patients victimes d'un LIS, conservent normalement la mobilité des yeux, ce qui n'est hélas pas mon cas. Moi qui ai horreur de me faire remarquer, qui ai passé ma courte vie à m'efforcer de rentrer dans le moule… Sur ce coup-là, c'est raté… Il semble que je sois l'exception qui confirme la règle. Les règles sont transgressées de toutes parts dans mon histoire.

Normalement, on ne passe pas Noël loin de ses proches.

Normalement, on n'est pas maintenu à la vie par tout un tas de tuyaux.

Et normalement, on ne meurt pas à 18 ans.

19.

Dernière – et pas des moindres – ligne droite de cet été 2016 : la côte Bretonne avec mon amoureux, puis avec mes meilleurs amis. Ça s'annonce plutôt bien.

Alexandre passe me chercher après le petit déjeuner en ce samedi ensoleillé de la mi-août. Papa lui propose un café qu'il accepte et vient le moment qui précède notre départ. Mes parents nous font part de l'interminable liste de recommandations en tout genre. Ils sont intarissables.

« Pensez à vous arrêter aussi souvent que nécessaire, mieux vaut arriver plus tard mais entiers »

« Ayez toujours votre portable sur vous »

« Vérifiez régulièrement la jauge de carburant »

« Une odeur suspecte, un voyant qui s'allume, on s'arrête »

« Respectez les distances de sécurité »

« On vous a déjà dit de nous appeler toutes les heures pour nous dire où vous en êtes durant le trajet ? »

Enfin ils marquent un court silence, j'en profite instantanément.

– Papa, maman, vous savez que je n'aime pas trop rouler de nuit ...

– Oui ma chérie, rien ne vous oblige à sortir le soir là-bas, le camping proposera sûrement des animations variées sur place, répond mon père qui n'a pas compris que je me moquais, alors j'ajoute : « non mais je dis ça parce qu'à ce rythme-là, on ne sera jamais partis avant la nuit ». Afin d'éviter tout malentendu, j'accompagne ma remarque d'un clin d'œil. Mes parents nous sourient et nous libèrent à contrecœur.

Quand nous montons dans la voiture, Maman se contente de nous faire « au-revoir » de la main depuis une fenêtre qui donne sur la rue, je devine qu'elle ne veut pas gâcher notre bonheur par ses larmes. Papa, quant à lui, nous accompagne et me glisse discrètement deux billets de 50 euros dans la main. Comme je m'apprête à protester il précise : « tu t'achèteras une glace ! ». Je lui réponds amusée qu'à ce prix-là elle a intérêt à être chargée en chantilly et nous partons enfin.

Un plein d'essence, quatorze coups de fil de mes parents et 450 km plus tard, nous arrivons à destination : Dinard en Bretagne. Alexandre et moi avons décidé de mettre ce séjour en tête à tête à profit pour reconsolider les liens qui se sont quelque peu fragilisés entre nous ces derniers mois.

On met tout à plat, les sentiments, les reproches, les questionnements, les incertitudes. Pour la première fois, Alexandre me fait part d'un certain complexe d'infériorité vis-à-vis de moi. Il dit s'être senti exclu de mon univers qui a gravité autour de mes révisions, de l'examen, de l'attente interminable des résultats, de leur célébration etc... J'admets que j'ai été assez exclusive ces derniers temps, fais mon mea culpa, mes yeux doux, et prends le relais au mur des lamentations. Je reproche à mon petit ami son manque de perspectives professionnelles, sa fâcheuse tendance à vivre au jour le jour, et surtout un goût prononcé pour les jolies filles qui a révélé ces derniers temps en moi une jalousie dont je ne soupçonnais pas l'existence.

Cet échange nous permet d'entamer notre séjour sur des bases solidifiées et de profiter pleinement de balades nocturnes au clair de lune, de soirées animées au camping, de diners aux chandelles dans les restaurants à touristes de la côte bretonne, de glaces à l'italienne et de barbes à papa sur les plages de sable clair.

A ce séjour idyllique succède l'arrivée des renforts : Charlotte et Jordan nous rejoignent comme prévu au terrain de camping et les vacances prennent immédiatement une autre tournure : tournois de pétanque, de ping-pong, parties de beach volley, soirées karaoké endiablées, crises de fous rires, bières et feux de camps sauvages sont au programme.

Sans que nous ayons vu passer le temps, le séjour touche déjà à sa fin et nous profitons pleinement de notre dernière soirée au camping. Chaque jour, une soirée sur un nouveau thème est organisée et aujourd'hui c'est ambiance créole. La salle des fêtes prend des airs antillais. Les tables sont recouvertes pour l'occasion de nappes en madras multicolores, le rhum coule à flots et nous nous lançons le défi de goûter un à un chacun des cocktails proposés. Du mojito à la caïpirinha en passant par la piña colada, aucun ne nous échappe. On est jeunes, on est saouls, on s'en fout, on a la vie devant nous. La musique et l'alcool nous enivrent. Après avoir descendu un énième shooter de rhum arrangé, Jordan me prend par la main et m'entraine sur la piste de danse dans un tourbillon de zouk love. Il place sa cuisse gauche entre les miennes, m'enserre la taille et me dévoile un talent de danseur que je ne lui connaissais pas jusqu'ici. Très vite et malgré un taux élevé d'alcool dans le sang qui altère ma lucidité, cet épisode collé serré avec mon ami me met mal-à-l'aise. Au-delà du fait que j'ai la sensation d'outrepasser les limites d'une relation purement amicale, je crains d'offrir à Alexandre de nouveaux éléments de reproches.

Ma délivrance approche à mesure que la chanson défile. Je crains par anticipation de ne pouvoir décliner l'invitation de Jordan si l'envie lui prenait d'enchaîner sur le morceau suivant. Charlotte, qui semble toujours lire dans mes pensées met fin à mon supplice en me disant : « Une envie pressante ! Tu m'accompagnes ma biche ? » Et, sans attendre ni ma réponse ni une potentielle protestation de Jordan, Charlotte m'arrache littéralement des bras de mon cavalier. Ma sauveuse et moi nous éloignons titubantes jusqu'aux toilettes communes du camping. Nous sommes aussi éméchées l'une que l'autre. Nos ricanements puérils résonnent entre les parois de faïence blanche des sanitaires. Pour ne pas altérer l'ambiance à la veille de notre départ, je décide de ne pas faire part à Charlotte de mon malaise passager dû au corps à corps sexy avec Jordan. J'imagine d'ailleurs très bien sa réaction : « Allez respire ! C'est ça l'esprit vacances ! Ce que tu peux être coincée ! ». Et moi qui pensais qu'elle avait décelé mon malaise à distance et prétexté un besoin urgent pour m'en libérer, j'étais finalement loin du compte.

– T'as vu comme le petit barman martiniquais faisait de l'œil à Jordan ?

– Heu… Non, pas vraiment…

– Oh la la tu ne vois jamais rien ! ça crève pourtant les yeux ! Je parie que notre pote va découcher ce soir ! Il va partager la caravane d'un beau black musclé !

Charlotte et moi rions de plus belle et regagnons la salle des fêtes où Alexandre nous attend devant une ramette de dix shooters de rhum à partager.

– Où est Jo ? lui demande Charlotte en attrapant un verre et en se déhanchant au rythme de la musique créole.

– Il est parti aux toilettes pour vous chercher, ça fait des plombes que vous êtes parties ! Il était inquiet.

Sans échanger un mot, Charlotte et moi tournons la tête vers l'entrée des sanitaires mixtes. Jordan se tient là, debout, livide.

20.

Bruit de porte… Un pas lourd qui laisse supposer que la personne qui s'approche de moi est éreintée.

Papa…

Avant même qu'il ne prononce le moindre mot, je sais que c'est lui. Je l'imagine sans le voir, abattu, triste, désemparé… Une voix chargée d'émotion vient confirmer mon ressenti :

– Bonjour mon bébé. Je ne suis pas allé travailler aujourd'hui. Je n'en avais pas la force. Et j'avais envie de te voir, de te parler, de sentir en toi le souffle de vie qui subsiste. C'est à ce souffle que je m'adresse. Celui qui a la volonté d'en découdre, celui qui aura le dernier mot, celui qui vaincra. Je sais que ma petite fille est une battante, je sais qu'elle s'en sortira. Tu dois t'en sortir Laura. Tu n'as pas le droit de quitter ce monde. Ce monde ne peut pas continuer sans toi, tu lui manquerais trop… Et tu me manquerais trop… »

La voix de mon père se brise et un court silence passe…

– Ce matin nous avons récupéré la carcasse de ta voiture. Ça a été un moment très difficile. Maman n'a même pas trouvé la force de venir te voir après ça. Tu sais comme elle est sensible… Elle pense que si tu nous entends, ça ne t'aidera sûrement pas de l'écouter pleurer… Je ne sais même pas quoi lui répondre… Je me sens si impuissant…

Chaque soir, quand je me couche sans parvenir à trouver le sommeil, je ferme les yeux et je me concentre de toutes mes forces. Je tente de faire ce qu'on appelle un voyage astral. J'ai lu des tas d'ouvrages là-dessus depuis ton accident. Cela doit te paraître surprenant venant de quelqu'un d'aussi cartésien que moi… Mais puisque ton esprit semble être coincé quelque part entre la vie et la mort alors moi je veux aller la rencontrer, la mort, me dresser face à elle, sans trembler et lui proposer un deal. Prends-moi et accorde à ma petite-fille la vie qu'elle mérite de vivre. Mais la mort m'ignore… On ne marchande pas avec elle…

Maman et moi nous vous avons donné la vie et vous en avez fait notre raison de vivre. Le jour de ta naissance, je me suis fait la promesse de toujours te protéger. Je me suis juré d'être à tes côtés aussi longtemps que tu en aurais besoin, de t'apprendre à apprécier les plaisirs simples qu'offre la vie et à en appréhender les hostilités avec force et courage. Une des plus grandes craintes d'un père est celle de quitter le monde avant que ses enfants ne soient prêts à l'affronter sans lui. Jamais je n'avais envisagé que tu flanches avant moi. Ce n'est pas dans l'ordre des choses... Remets les choses dans l'ordre Laura, il le faut... S'il te plaît... »

Mon père reste de longues heures à mes côtés... Silencieux... Je n'entends que son souffle. Plusieurs personnes entrent et sortent en sa présence mais ne le saluent pas et chuchotent quand ils sont dans ma chambre, je devine que mon père s'est endormi... Il doit être épuisé. Je suis sûre qu'il dort mal et se nourrit peu. Je sais aussi que son rôle de chef de famille lui tient à cœur et qu'il doit porter à bout de bras chacun de ses membres...

Repose-toi mon courageux Papa...

21.

Grâce à son comité d'entreprise, Maman a bénéficié de réductions très intéressantes sur les promenades à cheval proposées par un centre équestre proche de chez nous. Ce haras, nous le connaissons bien car il y a quelques années, Lucie et moi y pratiquions régulièrement l'équitation. Nous y avons acquis l'une comme l'autre un niveau très correct. La propriétaire de ce magnifique site, Elisabeth, est une cliente de Papa à la banque et c'est en partie grâce à lui qu'elle a pu développer son activité professionnelle. Reconnaissante et nous sachant bonnes cavalières, elle nous autorise à partir en ballade toutes les deux sans accompagnateur.

Elle nous attribue des chevaux réputés calmes pour éviter tout risque et s'assure que nous avons bien un téléphone portable fonctionnel sur nous. Enfin, après avoir entendu une liste interminable de recommandations en tous genres, nous somme autorisées à partir pour trois heures de promenade entre sœurs. La liberté absolue.

Ma monture s'appelle Neptune, il s'agit d'un immense cheval à la robe baie. Une petite tache blanche en forme d'étoile apparaît sur son front lorsque l'on soulève son épais crin brun. Neptune et moi nous regardons, et je sens immédiatement la connexion s'établir entre lui et moi. D'après Elisabeth, ce cheval est aussi doux qu'il est grand ; si elle dit vrai, l'après-midi promet d'être très agréable. Lucie s'est vue attribuer Luron. Il n'est pas aussi grand que son voisin de box mais semble tout aussi discipliné. Le soleil qui est de la partie nous fait la promesse d'une journée de rêve. Il se reflète sur la robe de Luron lui dévoilant de beaux reflets rougeoyants.

Le premier fou-rire entre ma sœur et moi ne se fait pas attendre, il nous prend sans prévenir lorsque, très sûre de moi, j'empoigne le pommeau et tente de me hisser sur la selle de Neptune, une fois, deux fois… Rien à faire ! Il est décidément trop grand. En revanche, c'est l'occasion pour moi de constater la véracité des dires d'Elisabeth quant au caractère de son pensionnaire : Neptune ne bouge pas d'un cil malgré le pauvre diable qui s'acharne à essayer de lui grimper dessus… en vain. Sa meilleure volonté ne suffit pas à me mettre en selle et c'est finalement Lucie, secouée de spasmes moqueurs qui me fait la courte échelle pour me permettre de prendre enfin place.

A cheval, ma petite sœur et moi traversons vers le nord les bois qui ceinturent le centre équestre. Cet itinéraire, nous l'avons suivi des dizaines de fois et si nous l'avons privilégié aujourd'hui, c'est parce qu'il mène à un paysage d'une beauté à couper le souffle : la mer de sable. Une étendue gigantesque de sable fin qui ressemble à une immense couette blanche immaculée étalée là sur les dunes, en plein cœur de la forêt. Les chevaux aiment à y galoper, créant sur leur passage une envolée de sable semblable à une poussière d'étoiles. Lucie et moi profitons pleinement de ces instants magiques. Nous apprécions autant l'une que l'autre ce paysage exceptionnel, l'impression fabuleuse de ne faire qu'un avec l'animal, la sensation de liberté au grand galop.

Après une bonne dose de sensations fortes, nous repassons nos chevaux au pas et nous enfonçons de nouveau dans la forêt afin de rejoindre la deuxième étape de notre aventure équestre. Un petit hameau peu connu, au milieu duquel coule un ruisseau. Là, nos montures pourront se désaltérer et brouter un peu d'herbe.

Arrivées sur place, nous mettons pied à terre et constatons simultanément que nous dégourdir les jambes va nous faire le plus grand bien. Le manque de pratique régulière se rappelle à nous et notre démarche est pour le moins risible.

Lucie et moi nous allongeons côte à côte, sur le dos, à même l'herbe humide, les yeux rivés sur les nuages qui filent au-dessus de nous. J'apprécie tout particulièrement ce moment privilégié avec ma petite sœur. Depuis toujours, Lucie et moi sommes capables du pire comme du meilleur : nous pouvons nous battre comme des chiffonnières pour des futilités et l'instant qui suit nous tomber dans les bras l'une de l'autre en nous disant combien nous nous aimons mutuellement. A maintes reprises nous nous sommes disputées, insultées, jeté les pires horreurs au visage, mais que quiconque dise ou fasse du mal à l'une et l'autre sort immédiatement les griffes. C'est justement le sujet de la conversation que nous avons là, allongées sous les nuages. Nous sentons l'une et l'autre un lien particulier nous unir, un lien qui n'existe pas dans toutes les fratries, un lien solide que rien ni personne ne pourra jamais fragiliser... un amour véritable et intemporel. Aujourd'hui, ma petite sœur se livre à moi comme jamais elle ne l'avait fait auparavant :

– Tu sais, il y a des moments... Comme celui-ci... Où je t'aime tellement fort que je voudrais te demander pardon pour toutes les fois passées et à venir ou je suis méchante avec toi. Parfois, je m'en veux parce que je suis souvent capable d'exprimer mes sentiments de haine et de colère mais je suis beaucoup plus pudique quand il s'agit d'amour. Et alors je me dis que si je mourais demain, le souvenir que vous garderiez de moi serait certainement le trait le plus marqué de ma personnalité : vous auriez en mémoire une emmerdeuse à temps complet qui râlait tout le temps et n'était jamais satisfaite...

– Alors...dis-je avant de m'éclaircir la voix le temps de trouver les mots justes. La bonne nouvelle ma Lucie, c'est qu'il n'y a absolument aucune raison pour que tu meures demain. Il te reste même un paquet d'années devant toi pour redorer ton blason et nous prouver que tu peux être autre chose qu'une emmerdeuse ! Mais, plus sérieusement, je tiens à ce que tu saches que même si je ne suis pas toujours tendre moi non plus, mon amour pour toi est inconditionnel. D'ailleurs, je ne suis pas tout à fait certaine que je t'aimerais autant si tu n'étais pas aussi chiante… Parce que ça ne serait pas vraiment toi.

Lucie et moi nous faisons un câlin, passons un moment à chercher des formes d'objets et d'animaux dans les nuages comme nous le faisions petites filles, et regagnons le haras au petit trot.

De retour, nous dessellons nos chevaux, les brossons et leur offrons des carottes en guise de reconnaissance. Nous remercions chaleureusement Elisabeth pour la confiance qu'elle nous a accordée. Elle ne le sait pas, mais au-delà d'une superbe promenade à cheval, elle nous a offert un moment d'exception propice aux aveux et aux démonstrations affectives.

22.

Lucie vient me voir très souvent. Presque tous les jours je crois. Aujourd'hui elle est arrivée tôt, juste après ma kiné du matin. Je ne sais pas trop quel jour nous sommes mais ce qui est certain c'est que ma petite sœur doit régulièrement sécher les cours pour me rendre visite. Parfois, elle vient avec Papa et Maman mais le plus souvent, elle est seule. Je parie que nos parents ne sont pas au courant à chaque fois. En plus d'être têtue, Lucie a toujours été très autonome, je ne serais pas surprise qu'elle prenne le train ou le bus toute seule pour se rendre à mon chevet.

– Coucou sœurette ! Dis, ça t'embête pas si je squatte ta chambre aujourd'hui ? J'ai pas envie d'aller en cours. Tout le monde me saoule dans ce bahut. Et à la maison je te dis pas l'ambiance ! Maman pleure à longueur de journée et Papa lit des bouquins trop chelous sur la méditation, la décorporation, les voyages au-delà de l'au-delà... Bref... Tu vois le genre ? C'est l'angoisse. Alors du coup la petite Lucie elle s'est fait un petit pique-nique et elle vient voir la frangine.

De toute façon, les parents, ils s'en tapent de moi. Si je restais là deux jours, je sais même pas s'ils capteraient que je suis pas rentrée. Et même si le bahut cherche à les joindre pour signaler mon absence je risque rien : Maman répond plus au téléphone. Elle en a marre de la curiosité morbide des gens comme elle dit. Elle ne veut plus donner de tes nouvelles à des personnes qui te connaissent à peine et qui font genre d'être touchés par notre situation.

Et puis les profs ça doit leur faire des vacances que je vienne pas. Quand je suis là je fais que de les insulter. Et puis je me bats aussi… j'm'en tape de tous ces cons…

L'autre jour, il y a un mec qui a ramené ta voiture… Enfin, ce qu'il en reste… Papa aurait préféré qu'elle parte à la casse, il dit que c'est pas sain de l'avoir sous les yeux en permanence mais Maman, elle lâche rien, elle veut la garder à la maison. Alors ils se sont engueulés et puis Papa a fini par lâcher l'affaire et voilà. Ta voiture est dans le garage… Je vois pas trop l'intérêt mais bon… Tu connais Maman…

Bref, le gars dépose ta caisse et se sent obligé de faire un commentaire débile sur les jeunes au volant, la vitesse et toutes ces conneries. Ça m'a rendue folle, je lui ai déballé tout mon registre d'insultes et tu sais quoi ? Papa était là et il ne m'a même pas fait taire. Il a attendu que j'aie fini et puis d'un air très calme comme il sait faire il a dit au mec (*Lucie prend une grosse voix pour imiter notre père)* : « Vous savez mon vieux, mieux vaut parfois réfléchir avant de juger hâtivement sans connaître les faits. Voyez-vous, ma fille de 18 ans, dont vous me remettez le véhicule aujourd'hui a été victime d'un accident vasculaire cérébral alors qu'elle se trouvait au volant. C'est ce qui a entraîné l'accident de la route. Si sa petite sœur ici présente la défend bec et ongles, cher Monsieur, c'est que ma fille ainée est depuis alitée, inconsciente, dans un hôpital parisien et que personne n'est en mesure de dire à ce jour si elle en sortira vivante. ». Je te jure c'était trop fort, il savait plus où se mettre le bonhomme.

Personne jusqu'à présent ne m'avait dévoilé les circonstances de mon accident... Si ce n'est pas la poisse ça ... A moi seule, je bouleverse toutes les statistiques : un AVC à 18 ans ce n'est déjà pas courant, mais quel était le pourcentage de chance pour qu'il survienne à un moment où j'étais seule au volant de ma voiture ? Et que le choc me démolisse en prime la colonne vertébrale et que mon cerveau reste perché je ne sais où ?

A la loterie de la malchance, j'ai décroché le méga jackpot.

Lucie reprend :

– Enfin, ce qui serait cool, c'est que tu ne tardes pas trop à faire ton retour parmi nous... Sérieux Laura... Tu vas pas me faire ça ! Elle va être trop longue et trop nase la vie sans toi ! Et puis j'ai besoin de toi moi. Je ne peux pas vivre sans toi. Je ne vais faire que des conneries, j'ai commencé déjà. Franchement t'es pas cool. Réponds-moi Laura ! ».

Je sens la colère monter dans la voix de ma petite sœur. Sa gorge est serrée. Soudain, ses mains empoignent fermement mes épaules. Lucie perd ses moyens. Elle me secoue vigoureusement en criant :

« Mais réveille-toi ! T'as pas le droit de nous laisser t'entends ? Maman va mourir de chagrin ! Papa n'est plus que l'ombre de lui-même… Et moi je vais me foutre en l'air ! ». Lucie hurle si fort qu'une infirmière arrive en courant pour intervenir : « Non mais ça ne va pas non ? Lâchez-là immédiatement ou j'appelle la sécurité ! ».

Lucie relâche son étreinte et le poids mort de mon corps retombe lourdement sur le matelas. Ma sœur, de toute son arrogance répond à la soignante :

– C'est bon, j'me casse » et quitte ma chambre, me laissant là, seule, déchirée de chagrin.

Ma famille explose et j'en suis la seule responsable. Plus que jamais, je voudrais mourir.

23.

Les maillots de bain, tongs, shorts et paréos ont regagné mon dressing pour une durée indéterminée. La panoplie du jour se compose d'un jean taille basse, un tee-shirt noir basique, une paire de baskets en toile noire montantes. J'ai jeté dans mon sac besace US ARMY couleur kaki chiné aux puces un bloc- notes, quelques stylos, mes lunettes de soleil, mon lecteur MP3 et mon portefeuille.

Aujourd'hui j'effectue ma rentrée au sein d'une école dans laquelle, si tout se passe bien, je passerai trois années. L'issue espérée : obtenir mon diplôme d'état d'éducatrice spécialisée. Spécialisée dans quoi ? Je ne le sais pas encore, je me laisse du temps et des stages en milieu professionnel pour le découvrir.

La fin des vacances m'a laissé un goût un peu amer, une sensation d'inachevé. La dernière journée entre amis à Dinard avant de reprendre la route du retour avait des airs de film muet. Le cumul de gueule de bois, de vacances insouciantes, de retour brutal à la réalité et de séparation ne nous réussissait apparemment pas. J'aurais aimé que le séjour se finisse sur une note positive, une note qui donne envie de remettre ça au plus vite. Au lieu de ça la transition vacances/rentrée a été aussi abrupte que les falaises bretonnes. Aujourd'hui c'est la reprise et chacun va suivre sa propre voie. L'avenir nous dira si les liens qui nous unissent sont suffisamment solides pour survivre à ces trajectoires de vie si différentes les unes des autres.

Alexandre reprend son boulot aux côtés de son père. Charlotte intègre une école d'infirmières sans grande conviction mais on lui a dit que la profession n'était pas prête de connaître la crise et que ça ne payait pas trop mal surtout dans le secteur privé. A ces arguments s'ajoute le fait que Charlotte a toujours eu un faible pour les hommes en blouse blanche, à commencer par son prof de chimie au collège. Jordan quant à lui est particulièrement distant avec nous depuis notre retour. Il envisage de partir pour plusieurs mois en Australie. On se demande bien d'où lui vient cette idée. Lui prétend l'avoir en tête depuis un moment déjà. Je n'ai pas le souvenir de son évocation. Bien entendu, Charlotte fantasme déjà sur l'existence d'un amant secret à Sidney.

Je fais timidement connaissance avec mes nouveaux « collègues ».C'est drôle de me dire que parmi ces visages qui me sont pour le moment tous étrangers certains resteront peut-être des amis pour la vie, des collègues de travail, ou encore parmi eux se trouve peut-être un futur petit ami, mon témoin de mariage ou la marraine de mes enfants. Une voix masculine me sort de ma rêverie et au vu du ton légèrement agacé je devine que ce n'est pas la première fois que l'on m'appelle :

– Laura ? Laura Martin ?

– Oui pardon ! Présente pardon ! mes joues s'enflamment.

Je fais rire l'assemblée. Moi qui ai une sainte horreur de me faire remarquer. Bienvenue en enfer !

Le déferlement d'informations qui nous sont délivrées dans la journée nous fait tourner la tête. Autour de moi, des affinités se créent déjà. Certains profitent de la pause déjeuner pour faire plus ample connaissance au snack de l'école. Moi, légèrement en retrait, j'opte pour un sandwich et une cannette de soda que je déguste sur un banc à proximité de l'école, les derniers rayons de soleil de la saison pour seule compagnie. Je tente d'appeler Charlotte, sans succès. Elle aussi fait sa rentrée aujourd'hui mais je parie qu'à l'inverse de moi, elle s'est déjà fait des tas d'amis et qu'elle déjeune avec eux à l'heure qu'il est. Je fais défiler les noms de mes contacts dans mon répertoire et m'arrête sur celui d'Alexandre. J'hésite un instant et réalise qu'il n'a probablement pas plus envie de m'entendre que moi de lui parler. Bizarrement, l'idée de téléphoner à Jordan ne m'effleure même pas.

J'ai un peu le cafard. Je troque dans mon sac mon téléphone contre mon lecteur MP3, un peu de musique me changera les idées. En le sortant, je réalise que je n'ai pas fait attention ce matin : Lucie et moi avons le même lecteur et c'est le sien que j'ai emmené. Malheureusement, nos goûts musicaux ne sont pas tout à fait les mêmes. Tant pis… Il va me falloir faire avec. Résignée, j'introduis les écouteurs noirs dans mes oreilles tout en pariant intérieurement qu'un tube typiquement « pré-ado » va incessamment sous peu esquinter mes tympans. Contre toute attente, la musique démarre et à ma grande surprise, ce sont *les yeux d'Emilie* de Joe Dassin qui accompagneront mon sandwich aux crudités.

Je regagne ma salle de classe et après une brève visite de l'établissement, on nous remet un tas d'ouvrage et de manuels de droit, sociologie, psychologie. On nous souhaite bon courage pour les trois années à venir et on nous libère. Ma première journée d'étudiante est passée et j'y ai survécu.

24.

La porte de ma chambre s'ouvre et un pas feutré s'approche de mon lit. Une seule personne... Un souffle unique, assez saccadé. Un bruit de fermeture éclair suivi de celui d'une main qui fouille dans un sac qui semble si encombré qu'il pourrait s'agir de celui de ma mère. A l'oreille, j'identifie entre autres un trousseau de clés, un paquet de dragées de chewing-gum, des mouchoirs jetables, et puis un papier, une feuille qu'on déplie... Mon mystérieux visiteur tarde à se manifester. Enfin, il s'éclaircit la voix que je reconnais immédiatement... Maman. C'est la première fois qu'elle vient me voir seule. Malgré mon absence de vision et le silence de ma mère, je sens son malaise tant elle peine à le dissimuler, il est palpable. Elle met plusieurs minutes avant de se décider à briser le silence.

– Alors heu voilà... Je suis là... Je ne suis pas certaine d'aller au bout de ma démarche... C'est si dur... En fait, depuis quelque temps, sur les conseils de plusieurs personnes de mon entourage... Je vois quelqu'un... Un psychologue...C'est un thérapeute qui a la réputation d'être extrêmement compétent, il a fait ses études à...

Bref, on s'en fiche… Je suis désolée… Je ne suis pas une adepte des monologues…

Alors Monsieur Julien… Mon…Psy…ça me fait toujours drôle de dire « mon psy », je ne m'y fais pas… Je lui ai confié le fait que je ne parvenais pas à te parler… Et je lui ai dit combien il était douloureux pour moi de ne pas le faire parce que toi et moi on a toujours beaucoup discuté toutes les deux… Alors Monsieur Julien m'a conseillé d'écrire. Ecrire mon chagrin, écrire ma colère, écrire mon amour, écrire aussi mon bonheur… Il dit qu'il faut que je me l'autorise, le bonheur. Que j'en ai le droit. Là, je crois qu'il m'en demande trop… Il m'a conseillé aussi, dès que je me sentirai prête, de venir te voir et de te lire tout ou partie de mes écrits… Il pense que ça peut me libérer d'une certaine manière… Et que le fait de lire comme je te lisais des histoires pour t'endormir quand tu étais petite, est certainement un exercice plus aisé pour moi que d'essayer de te parler juste … comme ça… Alors voilà… Je suis là… Et je vais le faire… Je ne sais pas bien si je le fais pour toi ou pour moi. Je préfère me dire que je le fais pour nous.

Maman s'éclaircit de nouveau la voix et me livre son récit :

– Laura, mon ange…

Il y a 19 ans de cela, quand ton papa et moi avons appris que nous attendions un enfant, je ne vais pas te cacher que ça a été un peu la panique. Nous ne savions pas si nous étions prêts à devenir parents, si nous en avions la maturité nécessaire. Des tas de questions nous obsédaient, nous avions peur de ne pas être à la hauteur ... Nous avions peur de ne pas savoir t'aimer. Mais notre amour l'un pour l'autre était si fort que nous nous sommes dit que nous pouvions bien le partager un peu... Et puis, tu as grandi en moi. Souvent, je posais mes deux mains sur mon ventre arrondi et je te parlais de moi, de papa, de tes grands-parents, de la vie. Les monologues ne m'effrayaient pas tant à l'époque.

Après 9 mois de déformation corporelle, par une belle journée très ensoleillée, peut-être ne l'était-elle même pas mais c'est le souvenir que j'en ai... Tu es arrivée dans nos vies. Lorsque tu as jailli, ruisselante, tes petits poings serrés, si fragile, si parfaite, toutes mes questions ont trouvé leurs réponses, comme une évidence. Tes petits yeux tout ronds ne regardaient que moi. Les sages-femmes t'ont posé tout contre moi. Je n'ai jamais vécu un moment aussi fort de toute ma vie. J'ai immédiatement su que désormais ma vie serait vouée à la tienne, envers et contre tout. J'ai pris conscience à ce moment-là que rien, non rien n'avait existé pour moi avant toi. Tout ce que je croyais connaître de la vie, de l'amour, de la peur, je ne l'ai en réalité découvert qu'à cet instant. Tout ce qui m'avait semblé si important jusqu'alors était relégué au second rang. Rien ne compterait désormais plus que toi. Je n'étais plus juste une femme, j'étais devenue une maman, ta maman.

Lorsque nous avons quitté la maternité ton père et moi, portant fièrement notre petit trésor, nous n'avons pas échangé un mot jusqu'à la maison. Je crois que le sourire de papa et mon regard rempli d'amour pour toi nous suffisaient.

Une nouvelle vie a commencé. D'un couple de jeunes amoureux, nous sommes devenus une famille.

Jour après jour, il a fallu apprendre à se connaître, à se comprendre, à s'apprivoiser. Tu étais un bébé formidable. Tu as très vite fait tes nuits. La journée, tu étais très éveillée, joyeuse et épanouie, curieuse de tout. Si vivante...Si vivante... Nous riions quand tu riais, retenions nos larmes pour ne pas pleurer avec toi lorsque tu avais du chagrin. Nous voulions te protéger de tout, t'éviter toute souffrance et toute peine.

Lorsque tu es rentrée à l'école pour la première fois, nous t'avons accompagnée tous les deux papa et moi. Aucun de nous deux ne se sentait capable d'affronter seul ce premier jour où l'on te sentirait nous échapper un peu. On sous-estime la difficulté de confier pour la première fois son enfant à de parfaits inconnus. Toi, comme toujours, tu souriais, confiante, tu consolais même les enfants qui pleuraient de quitter leurs parents et c'était presque toi qui nous faisais entendre raison à nous, tes parents, tu nous rassurais.

Lorsque ta petite sœur est venue agrandir la famille, te propulsant à la place d'ainée et non plus d'enfant unique, tu as immédiatement pris ton rôle de grande sœur très à cœur. D'une patience angélique, tu l'as prise sous ton aile de manière exceptionnelle pour une petite fille de ton âge.

Souvent, les sentiments, quels qu'ils soient s'estompent avec le temps. Ce n'est pas le cas de l'amour d'une mère pour son enfant. Chaque jour qui passe le scelle davantage. Sa grandeur est infinie. Un lien invisible nous unit, je sens ce que tu sens... Mais depuis que tu t'es éteinte, quelque chose en moi a disparu. Je n'ai plus goût à rien... Je ne vis plus... Je survis tout juste... Chaque jour est un combat que je ne suis pas sûre de remporter. J'aime ton père et ta sœur, bien-sûr ; comme toi ils sont mon équilibre, ma raison d'être. Mais comme le dit une citation bien connue : « un seul être vous manque et tout est dépeuplé ».

La nuit, lors de mes interminables insomnies, je me repasse en boucle le film de nos jours heureux. Aujourd'hui j'en veux à la vie de me frapper là où ça fait le plus mal. Je crie à l'injustice, je pleure mon enfant...

Silence

– Je m'étais promis de ne pas pleurer… J'ai menti… Je n'en suis pas capable… Tu me manques Laura… Ta voix, ton rire, ton parfum me manquent. Tu n'as pas le droit de nous faire ça. Papa et moi on a besoin de toi ! Lucie a besoin de toi !

Tu ne connais rien de la vie. Il te reste encore tant de choses à découvrir, tant de chemin à parcourir.

Je veux que tu vives Laura ! Je veux que tu t'épanouisses pleinement, que tu obtiennes ton diplôme d'éducatrice ! Il est là ton destin ! Elle est là ta passion : au service des autres ! Pas l'inverse !

Je veux que tu connaisses l'amour, le véritable, l'authentique, celui qui ne laisse aucune place au doute. Cet amour je veux que tu lui dises « oui » devant l'autel où tu te seras rendue au bras de ton père. Je veux qu'à ton tour tu donnes la vie, que tu connaisses ce bonheur absolu d'être mère. Je te souhaite du plus profond de mon âme de goûter à ces plaisirs-là. Et je te souhaite plus fort encore de ne jamais avoir à vivre ce que je suis en train de vivre.

Je supplie le ciel qu'une partie de toi, même infime, m'entende et trouve les ressources nécessaires pour exaucer mon vœu le plus cher.

Je t'aime plus que tout au monde.

Ta maman.

25.

Trois semaines se sont déjà écoulées depuis la rentrée et autant de temps que je n'ai pas vu Jordan. Je l'ai eu au téléphone à plusieurs reprises bien sûr, mais à chaque fois il m'a paru très distant voire expéditif. Il n'est soi-disant jamais disponible pour un café ou un film, ne pose aucune question, répond tout juste aux miennes et écourte toutes les conversations au premier blanc. Je sais qu'il a encore en tête son projet de séjour en Australie mais que, pour l'heure, rien ne s'est vraiment concrétisé. Il ne manifeste pas le moindre soupçon d'intérêt en ce qui concerne ma vie privée ou scolaire, ce qui ne lui ressemble pas du tout. C'est à chaque fois moi qui l'appelle, jamais l'inverse. Je me demande bien ce qu'il fait de ses journées, il ne m'en dit rien. Au fond, il est possible que Charlotte ait raison : peut-être que Jordan a rencontré quelqu'un, et peut-être que ce quelqu'un est un garçon et qu'il ne veut pas nous en parler, ça expliquerait pourquoi tant de mystères. Pourtant, moi, si j'étais tombée amoureuse d'une fille, je crois que mes amis auraient été les premiers à le savoir. Le silence de Jordan m'amène à un questionnement quant à notre soi-disant relation amicale sans faille et sur son degré de confiance en moi. Ses silences me déçoivent et me peinent profondément. Moi qui croyais naïvement notre amitié inébranlable, il semblerait qu'une fois de plus, je me sois mis le doigt dans l'œil.

Avec Charlotte on s'est appelées pratiquement tous les jours, « on ne change pas une équipe qui gagne » comme elle dit. On a même réussi à se voir quelques fois malgré des emplois du temps chargés et très différents l'un de l'autre. Cela nous fait drôle d'être séparées, d'avoir à se raconter nos journées respectives et de fréquenter des lieux et des personnes que l'autre ne connaît pas. C'est une nouvelle facette de notre relation amicale qui se crée. Je ne le dis pas à Charlotte pour ne pas la contrarier mais quand elle me relate les premiers jours au sein de son centre de formation, je sens que l'ambiance est particulière. Une promotion géante de 70 étudiants dont 68 filles. Je plains les deux pauvres garçons lâchés dans la cage aux lionnes ! Même Charlotte, pourtant experte en la matière n'est pas sûre de survivre à trois années de commérages, coups bas et autres jugements de valeur.

Alexandre est toujours en immersion dans son quotidien routinier qui semble lui convenir. Les engagements pris cet été semblent loin en ce qui le concerne. De mon côté, je m'efforce de ne pas trop l'assommer avec mes anecdotes de banc d'école.

Dans mon école, à l'image d'un club de vacances, à chaque rentrée, la promo de troisième année organise pour les nouveaux arrivants une soirée dite « d'intégration ». Cet évènement se déroule dans une salle des fêtes louée aux frais de l'établissement pour l'occasion. Chaque première année peut inviter jusqu'à trois personnes de son choix. Aucune participation financière n'est demandée mais chaque convive doit apporter une boisson alcoolisée ou non (étant donné l'allure de la plupart de mes congénères, je suppose qu'il y aura deux fois plus de whisky et vodka que de sodas) et quelque chose à manger.

Comme son nom l'indique, cette pratique vise l'intégration des « 1ère année » dans un climat festif et détendu en présence de proches de son choix. Effectivement, il a été constaté que ce dernier élément mis en place depuis quelques années permettait de décupler le nombre de participants. Cette initiative me ravit car elle me donnera l'occasion, si tous acceptent, de nous réunir tous les quatre, Jordan, Charlotte, Alex et moi. La « soirée d'inté » comme ils disent, est prévue pour samedi prochain. Dress code : « Don't worry. Be happy », le flyer met en confiance. Il me servira de support de persuasion auprès de mes invités.

Charlotte est enthousiaste, elle qui n'a pas trop le moral en ce moment, et pour cause : elle n'a pas revu son amour de lycée depuis la soirée de fin de cycle. Elle lui avait pourtant glissé son numéro de portable dans la main ce soir-là. Peut-être l'avait-il égaré, peut-être l'avait-elle mal écrit ou encore – et c'est ce qui malheureusement pour elle semblait le plus plausible – peut-être l'avait-il volontairement mis de côté... Cela s'ajoutant à l'ambiance déplorable de son école, Charlotte a grandement besoin de se changer les idées et de faire de nouvelles rencontres.

– Il y aura sûrement des tas de beaux gosses, ça va me changer ! De mon côté deux coqs pour tout un poulailler, c'est pas équitable !!

Quand je lui parle de la soirée, je sens bien qu'Alexandre n'a pas envie de tenir une fois de plus le rôle de potiche à mes côtés. Il fait malgré tout l'effort :

– OK, mais je te préviens, je ne conduis pas ! Ca me permettra au moins de noyer mon désarroi au milieu de tous ces intellos ! »

Je trouve la réflexion ridicule mais je prends sur moi, inspire, expire et acquiesce. Deux sur deux ! Il ne m'en reste plus qu'un à convaincre, mais pas des moindres. Sans surprise mais à ma grande tristesse, Jordan décline mon invitation, prétextant un babysitting pour dépanner une amie de son frère, qui travaille de nuit ce soir-là. J'insiste lourdement, tente de trouver des solutions, vainement... Jordan ne pliera pas. J'attendrai jusqu'au dernier moment en espérant qu'il change d'avis et s'il ne le fait pas je proposerai peut-être à ma petite sœur, sous réserve de l'accord de nos parents.

26.

Comme je sais discerner le jour et la nuit et que j'ai su quand était Noël grâce à ma famille et à Hervé, j'ai pu compter les jours dans ma tête. Aujourd'hui nous sommes le dernier jour d'une année à la conclusion tragique pour moi. Alors que je m'apitoie sur mon propre sort, des souvenirs de Saint Sylvestre viennent m'assaillir. L'an dernier, Alexandre, Jordan, Charlotte et moi étions ensemble pour passer d'une année à l'autre. Papa et Maman étaient partis la veille rejoindre des amis à eux dans leur maison de campagne près de Lyon. Ils y passeraient le réveillon et quelques jours suivants.

Lucie avait eu l'autorisation de passer quelques jours chez sa copine Marie en l'absence de nos parents. Elle connaissait Marie depuis l'école primaire, elles dormaient souvent l'une chez l'autre, les parents se connaissaient et avaient confiance les uns en les autres. Le père de Marie était un cardiologue réputé et sa mère une infirmière libérale.

Mes amis et moi avions donc la maison pour nous seuls. Nous avions commandé un plateau de fruits de mer qui serait livré à la maison en début de soirée. Charlotte et moi nous étions appliquées tout l'après-midi à décorer la salle à manger et à dresser une table de fête : une nappe blanche en tissu empruntée à maman, un chemin de table irisé sur lequel nous avons disposé des confettis argentés en forme d'étoiles, la belle argenterie et le service en porcelaine blanche. Nous étions drôlement fières de nous : pour une première c'était vraiment très réussi. Nos yeux brillaient d'impatience et d'excitation.

Alexandre et Jordan étaient arrivés aux alentours de 19H00. Il était prévu qu'après le dîner, notre soirée se poursuive en discothèque jusqu'au petit matin. L'apéritif ayant quelque peu traîné en longueur, le repas s'était achevé peu avant minuit. Par manque d'habitude plus que par gourmandise, nous avions eu les yeux plus gros que le ventre en commandant le plateau de crustacés et avions été contraints de capituler avant le dessert. Tant pis pour la tarte aux framboises pourtant très alléchante.

L'heure était venue de nous adonner à un de nos rituels favoris : au 31 décembre, chacun de nous exprime ce qu'il retient de l'année qui s'achève et énonce ses résolutions pour celle à venir. L'an dernier, Charlotte espérait que Jordan profiterait de l'occasion pour faire son coming-out. Au lieu de ça, notre ami avait évoqué son souhait d'être plus patient avec sa famille, mieux organisé dans sa vie étudiante et personnelle et plus sincère avec son entourage proche. Des résolutions toutes en surface. Merci Jordan.

Alexandre, lui, avait acheté la paix en me disant ce que j'avais envie d'entendre : « Je vais m'intéresser davantage à mon couple et à notre avenir, ouvrir un champ de perspectives professionnelles, peut-être chercher à faire une formation qualifiante et avouer à mon père qu'il est peu probable que je me contente toute ma vie de travailler dans son ombre. ». Des résolutions qui sonnaient déjà faux sur le moment et dont il n'a d'ailleurs tenu aucune. Merci Alex.

Charlotte, une cigarette dans la main droite et une coupe de champagne dans la gauche avait déclenché l'hilarité générale en déclarant : « Mes résolutions pour cette nouvelle année sont : boire plus, fumer plus, m'efforcer de rentrer toujours après l'heure autorisée, mentir à mes parents et surtout être une emmerdeuse acharnée ! ». Enfin des résolutions que Charlotte était capable de respecter à la lettre. Merci Charlotte.

Mes résolutions à moi étaient simples : « Faire tout ce qui est en mon pouvoir pour décrocher mon bac, m'efforcer de rendre famille et amis fiers de moi, vivre intensément comme si chaque jour était le dernier ». Merci Laura.

Je ne croyais pas si bien dire à l'époque. Ces souvenirs vieux d'une année me reviennent comme si j'y étais. Je peux presque sentir le parfum entêtant d'Alexandre et celui de la tarte aux framboises...

Tout cela est si net que c'en est troublant. Pour autant, lorsque j'essaie de me remémorer le moment qui a précédé mon accident, c'est le trou noir, rien ne me revient. Et pire que cela, à chaque fois que je me concentre pour tenter de rassembler ne serait-ce que des bribes des derniers instants de « ma vie normale », de violentes céphalées s'emparent de moi. A tel point que désormais, je m'interdis d'y penser. Je me dis que cela finira bien par me revenir. Et puis après tout, que pourrais-je bien en faire de ces souvenirs même s'ils me revenaient en mémoire…

Comme à chaque fois, les flashbacks de ma vie passée me donnent le bourdon et pompent le peu d'énergie qui me reste. Je sombre lentement en pensant à tous les gens qui m'aiment et qui doivent tellement souffrir de cette abominable situation.

Je pense à maman. Elle a dû tant de fois se réveiller en sursaut, priant pour que cette sombre histoire ne soit qu'un mauvais rêve, peinant à trouver la force de survivre jour après jour. Elle a dû si souvent pousser la porte de ma chambre, espérant m'y trouver allongée sur mon lit et pendue au téléphone avec Charlotte.

Je pense à Papa. Je l'imagine se rendant chaque jour au travail, comme un fantôme et supportant en silence les complaintes banales de ses collègues et de ses clients.

Je pense à Lucie. Ma pauvre petite sœur qui devrait vivre une adolescence insouciante et qui au lieu de cela doit souffrir le martyre. Alors que ses congénères pleurent leurs chagrins d'amour, Lucie pleure sa grande sœur qui l'a lâchement abandonnée.

Je pense à mes grands-parents. Je crains de les faire mourir prématurément tant leur tristesse doit être grande.

Et mes amis... Pourquoi Alexandre ne vient-il pas me voir ? Pourquoi mes parents sont-ils remontés à ce point contre Charlotte ? Et pourquoi ne brave-t-elle pas l'interdit comme à son habitude ? Jordan est-il au courant de ce qui m'arrive ?

Dans ce demi-sommeil, il me semble entendre en faible murmure, les voix de mes amis. Je mets plusieurs secondes à réaliser que les chuchotements ne sont pas, cette fois-ci le fruit de mon imagination.

– On dirait qu'elle dort...

– Ah ouais ? tu dors souvent avec autant de tuyaux toi ?

– Ah ah ah très drôle, bon magnez parce que j'ai pas envie de me faire trucider par son paternel moi. Alors qui commence ?

– Moi, dit Charlotte, je commence.

Alors heu coucou Laura, c'est moi Charlotte.

Le son de la voix si familière de ma meilleure amie réchauffe mes entrailles. Son malaise palpable est si inhabituel qu'il n'en est que plus touchant.

– Alors voilà, poursuit Charlotte, avec les garçons, on s'est dit que ce serait trop dur cette année de passer le jour de l'an sans toi alors comme il y a peu de chance à mon avis pour que tu sois sortante ce soir pour aller en boîte... Enfin désolée c'est la première fois de ma vie que je parle à une ... Enfin c'est pas facile quoi. Alors si tu m'entends, sois indulgente ok ? Voilà, si ton père sait que je suis là il m'étripe mais je ne me voyais vraiment pas finir cette année sans te dire que je t'aime et que t'es comme une sœur pour moi et que tu me manques chaque jour un peu plus...Voilà, ma copine, tu sais que j'aime pas trop pleurer en public et puis j'ai pas envie que tu te foutes de moi alors... Je passe le micro à ton mec... ». La voix de Charlotte se brise et se mue en sanglots. Alexandre prend le relais :

– Bein... Salut... C'est vrai que ce n'est pas évident... Je n'ai rien préparé et puis... Bref, tu manques à tout le monde et j'espère que tu me pardonneras. Voilà. Je suis désolé. A toi mon pote...

J'en déduis que mon petit ami passe la patate chaude à Jordan. Ce fut bref. Non pas que je m'attendais à un long discours larmoyant de la part d'Alexandre qui n'a jamais été un grand orateur mais là... On frôle carrément le néant. Jordan enchaîne mais il s'adresse dans un premier temps à Charlotte et Alexandre : « Vous voulez bien nous laisser s'il vous plaît ? Je voudrais parler seul avec Laura. Sans un mot, ils s'exécutent. Sans les voir, je devine le soulagement de l'un et la déception de l'autre.

Jordan s'assied au bord de mon lit, je sens le matelas s'enfoncer et le contact de son corps. Il reste silencieux un moment et se lance enfin :

– T'es belle. On dirait la belle au bois dormant. Si seulement il suffisait d'un baiser sincère pour te ramener à la vie… Mais on n'est pas dans un conte de fée…

Tu te rappelles, il y a un an jour pour jour, on buvait du champagne, on dansait, on chantait, on se fichait du lendemain, on profitait de notre insouciance. Une de mes résolutions pour l'année à venir était d'être plus sincère avec les gens. Il reste encore une poignée d'heures avant que cette année ne s'achève alors il est encore temps pour moi de la mettre en application.

L'été dernier, j'étais là dans les toilettes. Charlotte et toi mettiez des plombes alors en bon protecteur, je suis venu voir si tout allait bien et je vous ai entendues. Vous riiez en déblatérant sur ma supposée homosexualité. Ça aurait pu, c'est vrai…Je ne peux pas vous en vouloir, vous ne m'avez jamais vu avec une fille. Mais la vérité, la voilà. Je ne suis pas gay, non. La vérité, c'est que je suis éperdument amoureux de toi Laura, et ce depuis le tout premier jour où je t'ai vue. Tu t'étais écorché le genou en tombant dans la cour de récré. Tu pleurais en silence. Je me suis accroupi à tes côtés, j'ai fait semblant de ne pas voir que tu pleurais pour ne pas te mettre mal à l'aise et je t'ai prêté mon mouchoir en tissu pour essuyer ton genou.

Tu ne me l'as jamais rendu d'ailleurs ce mouchoir... Mais l'heure n'est pas aux règlements de compte (rires).

Toi, tu ne l'as jamais vu cet amour sincère et véritable. Plusieurs fois j'ai essayé de te le dire mais ... Je ne sais pas ... Peut-être que j'avais peur de tout gâcher... Et puis, tu as rencontré Alex et ça avait l'air d'être du sérieux vous deux. Alors je me suis dit que toute ma vie je devrai me contenter de ton amitié et d'être le spectateur lésé de ton idylle avec un autre...

Un long silence passe ...

Ce soir-là, quand tu m'as demandé de venir à ta soirée d'inté, j'étais encore sous le coup de la colère et je voulais te le faire comprendre. Je savais que ma présence comptait beaucoup à tes yeux et je voulais que tu souffres autant que j'ai souffert quand je vous ai entendues vous moquer de moi, Charlotte et toi cet été. C'est la raison pour laquelle je ne suis pas venu. Aujourd'hui, les remords et la culpabilité me rongent. Je me dis que tout aurait été différent si j'étais venu.

J'en veux au monde entier et à moi-même en premier

J'en veux à Alex de n'avoir pas eu conscience de sa chance de t'avoir comme petite amie. Mais plus encore, je lui en veux d'avoir dérapé, de t'avoir rendue malheureuse et je ne peux m'empêcher de penser que s'il n'y avait pas eu cette fille ce soir-là, rien de tout cela ne serait arrivé.

J'en veux aussi à Charlotte qui a fait passer votre amitié au second plan au profit d'un type dont elle a très probablement déjà oublié le prénom.

Pour ce qui me concerne, je ne suis qu'un sale égoïste frustré et jaloux. Mon rôle en tant qu'ami, faute de mieux, était de te mettre en garde, de t'accompagner et de te soutenir coûte que coûte. J'aurais dû ravaler ma fierté et être présent ce soir-là. Je voulais te manquer pour que tu réalises combien je comptais pour toi. Je voulais que tu aies mal comme j'avais mal. Mais je n'ai jamais voulu cela, je te jure que je n'ai pas voulu cela.

Jordan fond en larmes, tape du poing sur le matelas et moi… Moi je suis bouleversée…

La porte de ma chambre s'ouvre et la voix de Charlotte s'engouffre

– Vingt-deux Jordan !! Les parents de Laura débarquent ! Faut qu'on se tire vite ! ».

Ils partent et me laissent là, seule, désemparée, hurlant de l'intérieur…

27.

C'est le jour J.

Je n'ai pas relancé Jordan. Sa réaction, ou plutôt son absence de réaction m'attriste et me déçoit profondément. En me préparant pour la soirée, à plusieurs reprises j'entreprends la rédaction d'un SMS et me dégonfle à chaque fois. Tantôt suppliante, tantôt insultante, je demande finalement conseil à mes parents sur la conduite à adopter selon eux. Ma mère me suggère d'écouter mon cœur et pense que ma décision sera la bonne... Parfait ... Tandis que mon père me cite une expression aussi brève qu'explicite : « Le silence est d'or, laisse faire le temps... ». Je jette mon portable sur mon lit et finis de me préparer.

Lucie entre dans ma chambre en traînant les pieds. Comme à chaque fois que j'envisage de sortir – ce qui n'est pourtant pas si fréquent – ma petite sœur a l'âme en peine. Elle dit qu'elle s'ennuie sans moi. Et pourtant, lorsque je suis à la maison, en dehors des repas, nous évoluons chacune de notre côté. C'est mieux comme cela d'ailleurs, parce que nous nous chamaillons beaucoup elle et moi, pour tout et n'importe quoi, comme deux sœurs, et ce, malgré l'amour réciproque que nous nous portons sans jamais nous le dire.

Ce soir, sa petite bouille triste m'émeut et dans un élan irréfléchi, je lui propose de l'emmener avec moi à la soirée d'inté. La réaction de Lucie ne se fait pas attendre, elle est aux anges, elle saute de joie en poussant de petits cris aigus comme une enfant devant ses cadeaux de Noël. Elle s'arrête pourtant net lorsque, réalisant que je me suis peut-être un peu avancée sans savoir j'ajoute :

– Enfin... Sous réserve de l'acceptation des parents... ».

La bouche de Lucie se tord, ses sourcils se lèvent, la mimique type de l'adolescente en pleine crise existentielle et elle me lance de son air le plus dédaigneux :

– Attends t'es sérieuse là ? C'est pas encore vu avec eux ? ».

Sans attendre la réponse qui se lit très probablement sur mon visage, Lucie tourne les talons, quitte ma chambre et descend l'escalier quatre à quatre pour rejoindre les patrons au rez-de-chaussée en vue d'une négociation.

J'attrape mon mascara et peaufine mon maquillage. Un début de migraine m'enserre les tempes, il faut que je pense à emmener une plaquette de paracétamol. Je sais par expérience que les céphalées violentes que je subis régulièrement ont le pouvoir absolu de gâcher ma soirée. Alors que j'applique mon gloss rose pâle sur mes lèvres à l'aide du petit pinceau prévu à cet effet, la voix de mon père me parvient du rez-de -chaussée, résolue, sans appel :

« Lucie n'insiste pas c'est NON ! ».

Aïe aïe aïe … Avant le troisième « aïe », ma sœur fait irruption dans ma chambre tel un dragon qui sort de son antre

– Voilà t'es contente ? Tout ça c'est ta faute ! Je te déteste ! »

Ne me laissant pas le temps de rétorquer, Lucie quitte la pièce en en claquant violemment la porte. La violence du geste me fait cligner si fort des yeux que je sens que mon maquillage encore frais nécessite une retouche de dernière minute. Ma migraine redouble. J'entends les voix de Charlotte et d'Alexandre qui saluent mes parents. Leur arrivée est annonciatrice de l'imminence de notre départ.

En passant dans le couloir, j'entends ma petite sœur qui sanglote seule dans sa chambre. Son chagrin me fend le cœur et alors que je m'apprête à pousser sa porte pour aller la consoler et lui demander pardon, la voix de mon père résonne en moi « Le silence est d'or, laisse faire le temps ». Je me ravise et rejoins mes amis à l'étage inférieur. Lucie et moi discuterons demain, à tête reposée.

Maman, qui connaît le rituel, a préparé trois pailles : deux longues une courte. Elle ferme soigneusement son poing dessus et nous en fait choisir une à chacun, à tour de rôle. Charlotte tire la première : elle tire, elle tire… Le suspense est à son comble… Elle est longue. Charlotte soupire de soulagement comme s'il s'agissait de sa survie. Maman nous regarde successivement Alexandre et moi. Dans un élan inespéré de galanterie, mon petit ami me désigne d'un mouvement de tête : « honneur aux filles ». Ma mère, tout sourire, s'exclame « Mais quel gentleman ce garçon ! » et me tend le poing duquel j'extirpe une paille identique à celle tirée par Charlotte juste avant. La main de ma mère s'ouvre pour libérer la troisième et dernière paille, plus courte que les deux autres et qui désigne Alexandre comme étant le capitaine de soirée. Pensant être drôle, elle lui assène un petit coup de poing amical sur l'épaule et lui dit en riant :

– Moralité, pour être heureux messieurs, soyez des mufles ! De toute évidence, sa blague ne fait pas rire le principal intéressé et avant que cela ne dégénère, je me dévoue : « Finalement, je préfère conduire ce soir, je n'ai pas envie de boire de toute façon, j'ai un peu mal à la tête ».

Mon père me regarde avec tendresse et fierté, Alexandre retrouve le sourire, Charlotte reste bouche bée.

Avant de quitter la maison je tente un ultime :

– ...Et pour Lucie... ?

Mes parents me répondent à l'unisson

– C'est toujours non !

J'aurai tenté…

La route qui nous sépare de la salle des fêtes est relativement longue mais nous ne pratiquons quasiment que de l'autoroute et à cette heure-ci, la circulation est généralement fluide sur cet axe. Alexandre, pour se donner bonne conscience me propose de conduire à l'aller. Je décline et nous prenons la route. Nous mettons moins de trente minutes pour arriver sur les lieux. Durant le trajet, la conversation tourne principalement autour de Jordan. Il est aussi resté muet aux sollicitations d'Alex et de Charlotte. Lorsque nous arrivons sur place, le parking est bondé. Nous y trouvons malgré tout une place. C'est Alexandre qui s'est chargé des achats de boissons et nourritures demandées et je ne m'en suis pas préoccupée avant notre arrivée.

– Qu'est-ce que tu as pris ?

– Une bouteille de vodka, une bouteille de rhum, une bouteille de whisky et trois paquets de chips.

– Dans un premier temps, je crois qu'il plaisante, mais à la vue de ses joues rougissantes, je réalise que pas du tout. Charlotte pouffe de rire à l'arrière de la voiture, je lui lance un regard glacial dans le rétroviseur qui la stoppe net et m'adresse à mon égoïste de petit ami

– Et bien j'espère que tout le monde n'a pas fait comme toi parce que si c'est le cas je suis condamnée à mourir ce soir : de faim et de soif !!! ».

Je claque la portière côté conducteur dans un mouvement d'humeur volontairement surjoué et le bruit sourd qui résonne dans ma tête me rappelle que j'ai omis d'emmener mes comprimés. La soirée s'annonce mal.

Nous arrivons à la porte d'entrée. Sur présentation de ma carte d'étudiant, un tampon nous est appliqué sur la main faisant apparaître une petite salamandre violette qui permettra aux fumeurs invétérés comme Charlotte d'entrer et sortir au cours de la soirée. Sur le parking, deux agents de sécurité accompagnés respectivement d'un rottweiler et d'un malinois assurent la surveillance des véhicules et du bon déroulement de la soirée.

Nous pénétrons dans une salle à la décoration sommaire. La musique, dont le volume est particulièrement élevé et la qualité de son médiocre n'augure rien de bon pour ma migraine croissante. Nous avançons timidement lorsque je sens la main de Charlotte qui me serre le bras si fort que je m'en dégage aussitôt. Elle approche alors sa bouche de mon oreille et sa voix stridente fait vibrer mon tympan :

– Oh Seigneur, Laura ! C'est le plus beau jour de ma vie !!! ». Pendant qu'elle hurle, ses yeux sont fixés droit devant elle, en direction de la cabine du DJ. Je suis son regard jusqu'à repérer la cause de son euphorie et je comprends. Léo est là, accoudé à la paroi de plexiglass, détaillant les playlist de l'animateur de soirée.

Les « troisième année » qui organisent l'évènement sont facilement reconnaissables : ils portent tous des T-shirts bleu turquoise floqués du logo de l'école dans le dos. Cela ne fait pas cinq minutes que nous sommes entrés dans la salle que l'un d'eux nous saute littéralement dessus.

– Salut, je m'appelle Kévin, mais appelez-moi Kev. Qui est l'invité d'honneur ?

Devant nos regards interrogateurs, Kévin précise sa question :

– Lequel de vous trois a permis aux deux autres de venir ce soir ? ». Je me manifeste en agitant timidement la main, comme un enfant qui se dénoncerait après avoir mangé les derniers cookies.

– Parfait, répond Kévin, soyez les bienvenus. Si vous avez besoin de quoi que ce soit, adressez-vous à moi ou à n'importe lequel de ces fous en T-shirt bleu ajoute-t-il en balayant la salle d'un geste de la main. En attendant, faites-vous plaisir, mettez-vous bien et profitez !! Ce soir, tout est permis !! Un seul mot d'ordre : éclatez-vous !!!

Son laïus achevé, Kévin part à la conquête d'un nouveau groupe à accueillir et leur sert mot pour mot son discours rôdé.

Charlotte et Alexandre semblent très à leur aise, pendant que moi, je suis à l'agonie. Mes tempes battent le rythme des basses de la sono bon marché. Nous nous rapprochons de la buvette ou nous sommes de nouveau happés par trois T-shirts bleus. L'un d'eux débarrasse Alexandre des bouteilles d'alcool et des paquets de chips pendant que le second nous énumère un large choix de boissons. Alexandre opte pour un whisky soda, Charlotte pour une vodka coupée à la boisson énergétique et moi pour un jus de fruits multivitaminé, il me faudra bien ça ! Le troisième T-shirt bleu se charge de servir nos boissons dans des gobelets en plastique sur lesquels il nous suggère d'écrire nos prénoms. Il a la main si leste sur les alcools que c'est à peine s'il a la place de les rallonger de soda. La soirée promet d'être longue...Très longue...

Même si mon mal de tête, dont l'intensité ne fait que croître ne me permettrait pas la consommation d'alcool, j'en veux à Alexandre et Charlotte de ne même pas m'avoir proposé de se dévouer afin de me permettre de profiter pleinement de cette soirée qui, rappelons-le, est davantage la mienne que la leur.

Un autre élément me contrarie ce soir : l'absence obstinée de Jordan. Jusqu'au dernier moment j'ai espéré qu'il revienne sur sa décision et passe finalement ce moment avec nous, ses amis. Il n'en est rien. Ma solitude est d'autant plus grande que mes invités semblent envisager de passer la soirée au plus près de la buvette. En ce qui concerne Charlotte, l'endroit est de premier choix : stratégiquement situé juste à côté de la cabine du DJ à laquelle Léo est toujours scotché. Il n'a visiblement pas encore remarqué la présence de visages connus. Je suppose que, comme Charlotte et Alexandre, il est l'invité d'un ou une première année.

A mesure que la vodka agit, Charlotte desserre son air faussement détaché au profit d'une attitude provocatrice. Tous les moyens sont mis en œuvre pour attirer l'attention de sa proie : des éclats de rires forcés aux jetés de tête en arrière en passant par les déhanchements sexy … Elle est pathétique… Léo, apparemment absorbé par les listes de musique ne lui prête pas le moindre intérêt. Ne souhaitant pas être associée au comportement déplacé de mon amie et par la même occasion cataloguée « pétasse » dans ma nouvelle école, je m'éloigne.

Je reconnais une fille de ma promo, Isabelle, qui à l'air à peu près aussi à l'aise que moi. J'entreprends d'aller discuter avec elle. Elle se révèle être une personne très intéressante et nous partageons effectivement la même vision de cette soirée : si le thème « don't worry, be happy » prend tout son sens, Isabelle et moi nous questionnons sur l'appellation « soirée d'intégration ».

Nous plaisantons même en constatant qu'au vu de la quantité d'alcool que certains étudiants ingurgitent ce soir, ils ont plus de chance de finir désintégrés qu'intégrés. Le petit ami d'Isabelle nous rejoint et une fois de plus, je me sens de trop. Je prends congé poliment pour rejoindre les miens. Si mon sens logique est bon, Charlotte devrait se trouver à maximum deux mètres à la ronde de Léo et comme il est de grande taille, il va être facile à repérer. Quant à Alexandre, je suppose qu'il doit en être à son quatrième ou cinquième verre de whisky. Inutile de marquer son gobelet, il ne risque pas de le lâcher. Le bandeau qui m'enserre le crâne s'est encore intensifié.

J'aperçois Charlotte, elle est passée à l'offensive : en grande discussion avec le DJ et Léo. Elle tient dans sa main droite un boitier de CD et je l'imagine très bien se vanter de connaissances musicales pointues pour engager la conversation. Elle est incroyable. Bien que je me sente totalement délaissée, je ne peux m'empêcher de sourire de son courage et de son audace.

La mélodie populaire d'un tube du moment démarre, générant une envolée d'étudiants sur la piste de danse. Le DJ, fier d'avoir dégoté cette pépite musicale monte encore le volume et cette fois, c'en est vraiment trop pour moi. L'implosion est proche, la douleur me donne le vertige. Jamais une migraine n'avait été aussi vigoureuse. Il faut que je sorte, que j'éloigne au plus vite mes tympans de cet insupportable vacarme.

Je quitte la salle dans le but d'aller marcher un peu dehors, au calme. Sur le parking, le maître-chien et son rottweiler me dévisagent sans un mot comme si je commettais un grave délit. On dit que les chiens ressemblent souvent à leur maître, cela n'a jamais été aussi vrai. Embarrassée, je décide de m'éloigner ; mais si je marche sans but, cela risque de les intriguer et je ne veux surtout pas agacer ces deux molosses. Alors je vais aller jusqu'à la voiture, j'ai un gilet de laine dans le coffre, je reviendrai avec histoire de dire que je suis sortie de la salle pour quelque chose de précis. La nuit commence à tomber, l'air est un peu frais, ma mise en scène est cohérente. Que d'artifices pour un type et un chien qui ont probablement déjà oublié mon existence. Tant-pis, je suis lancée, je vais jusqu'à la voiture maintenant.

Il ne manquait plus que ça : sur les 150 véhicules au moins garés sur ce parking, il a fallu qu'ils choisissent le mien : deux individus, de toute évidence très amoureux l'un de l'autre, n'ont pas trouvé meilleur endroit que le capot de ma berline pour leurs ébats préliminaires. Dos à moi, un T-shirt bleu sur lequel tombe en cascade une magnifique chevelure blonde ondulée chevauche son partenaire consentant dont je ne distingue que les jambes. Leurs baisers langoureux et leur étreinte passionnée me font changer mes plans. Et alors que j'entreprends de revenir discrètement sur mes pas avant que les amoureux ne remarquent ma présence, ma main se crispe sur ma clé de voiture et actionne bien malgré moi la commande de déverrouillage centralisé. Le bruit de l'ouverture des portières associé au clignotement des feux fait sursauter les deux protagonistes. La chevelure blonde relâche son étreinte et recule d'un pas. Gênée, je m'apprête à m'excuser platement d'avoir coupé leur élan quand mon regard se fixe sur le garçon allongé là, sur le dos, sur le capot de ma voiture et me regardant tel un gibier dans les phares d'une voiture voyant la mort survenir : Alexandre.

Mon souffle est court. J'ai envie de pleurer mais les larmes ne parviennent pas à couler. Je sanglote pourtant de toutes mes forces en me dirigeant vers la salle des fêtes. Cette fois-ci, le rottweiler aboie sur mon passage, il doit prendre ma démarche rapide et saccadée pour une attaque potentielle. Chacun de ces aboiements me fait cligner des yeux tant il résonne à l'intérieur de ma tête. Mais ça m'est égal. Le maître-chien, engoncé dans son bombers bleu pétrole démodé, un cure-dent à la commissure des lèvres, tire sur sa laisse de cuir noir en lâchant d'une voix exagérément rauque :

– Calme Rosco, calme.

Un tel cliché m'aurait surement beaucoup fait rire dans d'autres circonstances. Mais pour l'heure, je nage en plein mélodrame sentimental. Le marteau piqueur dans ma tête s'en donne à cœur joie. Mes oreilles bourdonnent si fort que j'entends à peine Alexandre qui m'a emboité le pas et crie mon prénom. Je ne veux pas lui parler, plus jamais, je ne veux pas entendre ses explications alambiquées ou ses pseudo excuses. Tout ce que je souhaite à présent, c'est rentrer chez moi et déprimer toute seule. Mais il faut que je ramène Charlotte, je m'y suis engagée. Celui qui m'a servi de petit ami ces dernières années, lui, se débrouillera. Qu'il ne compte pas sur moi, il n'a qu'à se faire raccompagner par sa jolie conquête blonde.

Mon état de nerf est si visible lorsque je pénètre dans la salle que le T-shirt bleu posté à l'entrée et chargé de contrôler les allées et venues ne me demande même pas de lui montrer mon petit tatouage en salamandre. Je fonce sur Charlotte et la saisis par le bras sans me préoccuper une seconde des bonnes manières. Mon mouvement la fait tituber, elle a dû forcer sur la vodka pour se donner le courage d'aborder Léo. Lorsqu'elle se retourne et voit mon visage, mon amie comprend instantanément que quelque chose ne tourne pas rond. Elle lance un « j'arrive tout de suite mon chou » en direction de la cabine de plexiglass et l'on s'éloigne de quelques mètres.

– On y va, lui dis-je, je t'expliquerai dans la voiture, mais s'il te plait, partons d'ici. Charlotte, dans un rictus gêné, se tord les pouces comme une gamine n'osant avouer une bêtise.

– Tu sais ma biche, ça a complètement capoté avec Léo, il est en couple, avec une nana de ta promo, d'où sa présence ici ce soir d'ailleurs... Bref ... Par contre viens, il faut absolument que je te présente Lucas, il est trop chou, c'est le DJ, mais t'as pas l'air bien toi, tu veux y aller ? Je comprendrais tu sais. Lucas a déjà proposé de me raccompagner après la soirée alors rentrez tranquille Alex et toi et on se tel demain OK ? ».

Abasourdie par le monologue qui vient de sortir de la bouche de celle qui se dit mon amie, je ne remarque même pas la présence d'Alexandre qui s'est posté à côté de moi.

– Ecoute Laura, ose-t-il me dire, ne prends pas les choses à cœur comme ça... ».

Son haleine chargée de whisky et encore chaude de baisers me donnent la nausée. Je pense l'espace d'une seconde à lui envoyer la plus grosse gifle de l'histoire mais un éclair de lucidité me rappelle où nous sommes. Ici se trouvent des tas de personnes que je vais croiser quasi quotidiennement durant les trois années à venir. J'entends d'ici les chuchotements sur mon passage dans les couloirs de l'école

« Regarde, ça ne serait pas l'hystérique qui a giflé ce pauvre garçon à la soirée d'inté ? ». Aurai-je alors le courage de répondre :

« Non, du tout, vous confondez, moi je suis la pauvre fille cocue qui a remis ce porc infidèle en place ! ».

Non ça ne fait aucun doute. Je me ravise donc et me contente d'un discret mais non moins violent coup d'épaule à mon bourreau de cœur en quittant les lieux.

Je m'installe au volant de ma voiture, pose mes deux mains sur le volant, puis mon front sur mes mains. Bilan à chaud : mon meilleur ami n'a pas daigné venir à ma soirée d'intégration, mon petit copain me trompe avec la première qui passe et vient par le fait de passer au rang d'ex petit copain, ma meilleure amie a mieux à faire que de m'écouter, ma petite sœur me déteste… Ma première soirée étudiante a été un véritable cauchemar!!

Je tourne la clé dans le contact. Ma migraine et moi, on rentre à la maison. « Don't worry, be happy… »

28.

Les révélations troublantes de Jordan ont eu l'effet d'un séisme. Les images se bousculent à présent. Je ne parviens pas à dissocier le vrai du faux. La réalité de mon imaginaire.

Les images s'entrechoquent : le visage d'Alexandre, le regard de la honte, un violent orage, Jordan devant les sanitaires du camping, mes parents et ma sœur qui m'attendent en bas de l'escalier, une étendue fleurie, mes grands-parents sur le quai de la gare, un slow avec Jordan, un visage en colère, une plage de sable fin, une salamandre violette... Le tout sur fond sonore disloqué entremêlant des voix, des tranches de vie, de ma vie :

« *T'es belle...*

On dirait la Belle au bois dormant ...

Je te déteste ...

Calme Rosco...

Le silence est d'or, laisse faire le temps...

Tu n'as rien à faire ici...

On est tellement fiers de toi...

oh c'est le plus beau jour de ma vie...

soyez prudents les enfants...

La patiente présente d'importantes lésions à la moelle épinière...

La vérité c'est que je suis éperdument amoureux de toi...

Aucun parent ne devrait avoir à pleurer la mort de son enfant...

On l'a ma puce ! Fuck le bahut !...

Ils veulent te transférer dans un autre hôpital ! »

Je fais taire les voix avant qu'elles ne me rendent folle et alors même que je ne rêve que de silence, elles sont immédiatement remplacées par une succession de sons pour certains inexplicables : le bruit apaisant des vagues, un klaxon de camion, un aboiement agressif, un bruit de tôle froissée, une porte qui claque, un orage qui gronde, un air de guitare sèche... Et puis plus rien... Rien que le ronflement de ma respiration artificielle, entrecoupé de bips. Mon unique lien à la vie. L'ultime preuve que je n'ai pas dit mon dernier mot ici-bas, le souffle de l'espoir.

La tempête passée, j'essaie tant bien que mal de remettre un semblant d'ordre dans les méandres de mes souvenirs. Certains me reviennent si distinctement qu'il me semble l'espace d'un instant les vivre pour de vrai. Je sens des picotements sur toute la surface de mon corps, comme si une multitude d'aiguilles transperçaient ma peau de l'intérieur. La douleur est si intense que je ne parviens pas à me concentrer sur mes souvenirs ensevelis et à les remettre dans l'ordre.

Je me concentre si fort que plus rien ne me parvient de l'extérieur, pas même le bruit de la machine à respirer.

Je repense aux techniques d'autohypnose inculquées par Diane et tente de mettre en pratique ce que j'en ai retenu. Alors je m'adresse intérieurement à mon esprit inconscient, sans grande conviction le remercie de tout ce qu'il fait pour moi au quotidien, lui explique que cette douleur abominable a très certainement une raison d'être mais que je ne parviens pas à déterminer laquelle. Alors je lui demande, avec beaucoup de respect de bien vouloir faire cesser cette mutilation interne pour une durée qui lui semblera raisonnable. Tout en me disant que cette fois je touche le fond et que la folie me gagne, je remercie à l'avance mon esprit inconscient de prendre ma requête en considération. En lien avec cette démarche ou non, le fait est que progressivement, l'armée d'aiguilles cesse progressivement de s'acharner pour finir par disparaître complètement.

Et à mesure que je réalise comme il est bon de ne plus souffrir, je me sens de plus en plus légère, comme délivrée. Plus de douleurs, plus de sensation d'enfermement, plus de combinaison trop étroite...Juste une sensation de plénitude, de bien-être absolu, confortable, apaisante... Est-ce que je suis morte ? Je me sens physiquement flotter et surtout...Je vois ... Je me vois moi...Du moins ce qu'il reste de moi, un corps à demi-nu, inerte et mutilé posé là à plat dos comme une pauvre poupée disloquée... De multiples cicatrices marquent mes cuisses décharnées. Une chemise de nuit de coton blanc brodée du logo de l'hôpital couvre tout juste mes parties intimes. Des tuyaux me relient à une bruyante machine sur l'écran de laquelle défilent des courbes vertes lumineuses. Mon visage est pâle et creusé, mes lèvres y sont assorties, mes cheveux sont sales et fragiles, un tube de plastique transperce ma gorge...

Quel tableau pathétique...

Etrange sensation que d'être la spectatrice impuissante de sa propre déchéance.

Mon champ de vision s'élargit à l'ensemble de la chambre d'hôpital. Un jeune homme est là, assis à mes côtés, il porte une casquette rouge et joue de la guitare. Les yeux mi-clos, il fredonne *Let it be* des Beatles. Il s'agit d'une de mes chansons favorites alors je chante avec lui. Nos voix s'entremêlent dans un duo parfait sur fond d'osmose entre la vie et la mort. Je reconnais sa voix, il s'agit d'Hervé, mon visiteur le plus fidèle. Son attitude bienveillante m'apaise encore davantage. A présent résignée à quitter ce bas-monde pour un ailleurs probablement moins hostile, je me réjouis d'emmener avec moi un peu de sa généreuse bonté. J'aurais aimé parler avec Hervé, j'aurais aimé lui dire merci d'avoir été à mes côtés chaque jour, sans relâche. J'aurais aimé pouvoir dire à ma famille et à mes amis combien j'aime chacun d'entre eux. Leur expliquer combien mon cœur est léger, combien mon âme est libérée. Les supplier de ne cultiver mon souvenir que dans la joie et le soulagement et non dans la rancœur et la culpabilité.

Alors que j'essaie de m'imprégner du sourire d'Hervé afin d'en emmener avec moi l'image pour mon ultime traversée, celui-ci se fige. Sans que je m'en aperçoive, Hervé a cessé de chanter. Sa guitare gît sur le sol à côté de la roue droite de son fauteuil roulant. Son visage est blême et il semble terrorisé par ce qu'il voit. Je suis son regard jusqu'à l'écran de mon ordinateur de bord. Le trait normalement vert a viré au rouge vif et une alarme stridente retentit. A toute vitesse et avec une habileté hors du commun, il exécute une marche arrière avec son fauteuil, fait volte-face pour se placer face à la porte de ma chambre, et tend le bras pour actionner la sonnette qui appelle le personnel hospitalier. En moins de dix secondes, un homme et une femme tous deux vêtus d'une blouse blanche accourent et se postent chacun d'un coté de mon lit.

Hervé, en état de choc s'est posté en retrait dans un coin de ma chambre, juste à côté du petit sapin de Noël artificiel amené par mes parents. Il observe la scène, impuissant.

Une jeune femme en civil fait à son tour irruption dans ma chambre et s'écrie :

– Mais que s'est-il passé ? ».

Je reconnais instantanément la voix d'Audrey. Celle de l'autre femme ne me dit rien. L'homme en blouse blanche, quant à lui, bien qu'il n'ait pas encore prononcé le moindre mot est reconnaissable par son attitude dénuée de sentiment : je sais avec certitude qu'il s'agit du Docteur Cohen. Mes soupçons se confirment quand, toujours sans émotion, il pose ses deux mains à l'extrémité du lit de métal sur lequel repose ma dépouille, observe ce corps juvénile que la vie est en train d'abandonner avant de lâcher froidement :

– Il fallait s'y attendre ».

Contrairement à lui, Audrey semble très affectée par le drame qui se joue sous ses yeux. Elle somme l'infirmière de faire appeler l'équipe de réanimation. Cohen secoue la tête :

– Vous savez Audrey, rien dans le serment d'Hippocrate que vous avez prêté ne vous suggère de vous acharner sur un patient qui n'a plus aucun espoir de vie sans assistance. Que cherchez-vous à vous prouver au fond ? ».

Puis après un court silence qu'Audrey n'a pas mis à profit pour argumenter il ajoute la voix emplie de colère

– Après tout, il s'agit de votre patiente, faites comme bon vous semble, comme d'habitude. Mais sachez que vous reculez pour mieux sauter ! Votre patiente est déjà morte ! Et ce depuis son arrivée ! ».

Ce que le Docteur Cohen n'a pas vu en prononçant ces paroles assassines, mais qui ne m'a pas échappé à moi qui vois tout d'en haut, c'est que mes parents et Lucie viennent tout juste d'arriver et se tiennent là à quelques mètres de lui, sur le seuil de la chambre 312 du service de neurologie. Les mots du médecin, crachés tel un venin, frappent ma famille de plein fouet. Lucie part en courant et en pleurant. Ma mère s'effondre dans les bras de mon père. A les voir comme ça, on ne sait pas bien lequel des deux soutient l'autre. Ils sont anéantis, acteurs principaux de la pire des tragédies qui soit, impuissants face à face avec l'insupportable.

Hervé et mes parents se font chasser de ma chambre sans ménagement lorsqu'une équipe de soldats, armés jusqu'aux dents vient prendre le relais de ma prise en charge. Confiante, j'observe la scène de tout en haut. Je suis déjà partie. Je compte sur le temps pour faire son travail auprès des miens. Je sais qu'il n'effacera pas le chagrin mais qu'il apaisera leur douleur de m'avoir perdue et qu'en chacun d'eux vivra un tendre souvenir de moi.

Mon esprit s'est désintéressé de ce qui se pratique sur ce corps qui n'est déjà plus le mien et s'évade vers des jardins fleuris où volent des papillons nacrés quand je me sens emportée dans un tourbillon incontrôlable. Comme si je me noyais, mon âme est happée par un bras gigantesque dont je ne peux me libérer. La lumière apaisante de mon jardin d'Eden s'éloigne pour ne devenir qu'un point lointain et disparaître alors que je rejoins l'obscurité menaçante.

De nouveau, je me retrouve comme enfermée dans une enveloppe étriquée où la lumière n'est plus. Le bourdonnement sourd et angoissant se substitue au doux chant des oiseaux, le ciel clair cède sa place à la noirceur. Des entrailles de ces ténèbres, se dessine un doux visage dont la bienfaisance évidente dénote avec ma perception cauchemardesque. C'est un ange ... Un ange qui se penche sur moi, et d'une voix bienveillante me murmure :

– Salut ma belle... On peut dire que tu reviens de loin ... Tu es sortie d'affaire... Mais tu vas avoir besoin de beaucoup de repos... Il va aussi te falloir une bonne dose de patience et de volonté ... Mais avec le soutien des personnes qui t'aiment, je suis convaincue que tu y arriveras … La force de leur amour pour toi t'a déjà permis de revenir d'un point que certains qualifieraient de non-retour… J'ai un tout petit service à te demander avant de te laisser tranquille : Crois-tu que tu pourrais réussir à cligner des yeux, juste pour me montrer que tu comprends ce que je te dis ?

Comme dans une scène au ralenti, la demande est transmise à mon cerveau qui la considère, la transforme en un ordre donné aux muscles affaiblis de mes paupières et le miracle se produit : un rideau opaque occulte mon œil gauche – le droit est apparemment resté dans l'autre monde – pour se rouvrir la seconde qui suit. Il s'ouvre sur mon ange, sur le monde, sur la vie. En second plan, Cohen observe la scène, abasourdi. Mais n'étant pas le genre d'homme à montrer sa stupéfaction, aussi forte soit-elle, il s'éclaircit la voix et déclare à Audrey avec un sourire sincère :

– Ça, c'est une excellente chose pour votre thèse !

– Ça, lui répond froidement Audrey sans lui adresser un regard, ce n'est pas un sujet de thèse. Ça, c'est une jeune fille de tout juste 18 ans. Elle s'appelle Laura et elle nous revient tout droit de l'enfer. Elle s'est battue et a vaincu. Ni vous, ni moi, ni quiconque n'avons la moindre idée de ce que cette enfant a pu endurer ces dernières semaines. Mais il est une chose que je sais avec absolue certitude c'est que ni vous, ni moi, ni quiconque ne mérite plus qu'eux d'être présents à ses côtés tout de suite ajoute Audrey en désignant de la main mes parents, ma petite sœur et Hervé qui sont de nouveau à l'entrée de ma chambre.

Printed in Poland
by Amazon Fulfillment
Poland Sp. z o.o., Wrocław

54310721R00101